YOGUE RAMACHÁRAKA

★

HATHA-YOGA

OU

FILOSOFIA YOGUE DO BEM-ESTAR FÍSICO

★

EDITORA PENSAMENTO
São Paulo

Ano

05-06-07-08-09-10-11-12

EDITORA PENSAMENTO-CULTRIX LTDA.
Rua Dr. Mário Vicente, 368 – 04270-000 – São Paulo, SP
Fone: 6166-9000 – Fax: 6166-9008
E-mail: pensamento@cultrix.com.br
http://www.pensamento-cultrix.com.br

Impresso em nossas oficinas gráficas.

ESTE LIVRO É DEDICADO RESPECTIVAMENTE AOS HOMENS E MULHERES SÃOS,

que fizeram (consciente ou inconscientemente) certas coisas que os levou da infância a uma idade madura normal e sadia.

LEDE E FAZEI O MESMO, ATÉ O PONTO QUE VOS SEJA POSSÍVEL.

Se duvidais da verdade de nossas afirmações, procurai algum homem são e observai-o cuidadosamente; vereis que faz as coisas que neste livro vos indicamos que fizésseis, e que não faz as que pedimos que eviteis. Estamos dispostos a submeter os nossos ensinamentos a esta prova rigorosa.

APLICAI-A

ÍNDICE

AVISO DOS EDITORES

Limitamo-nos a passar para estas páginas o que foi dito na edição inglesa, publicada por "The Yogi Publications Society", sob este título:

"A nossa intenção primitiva, quando preparávamos a publicação deste livro, e, com efeito, até quase ao pô-lo no prelo, era que devia ser, em certo modo, um suplemento do nosso pequeno livro "Ciência da Respiração", do mesmo autor; isto é, que devia tratar do assunto da "Hatha-Yoga", com exceção da face do mesmo assunto (respiração, etc.) que já havia sido tratada naquele livro. Mas, no último momento, pensamos que seria um erro publicar um livro sobre Hatha-Yoga, omitindo uma parte tão importante como é a Respiração Yogue, mesmo quando tivesse sido tratada em outro livro. Omitir essa face tão importante, teria sido uma injustiça para com aqueles que adquirissem o novo livro, pois muitos dos novos compradores poderiam não ter lido o primeiro e teriam razão para queixar-se, se o presente livro não tratasse de todas as faces do assunto.

"Em tal conjuntura, resolvemos agregar a este volume as partes de "Ciência da Respiração", pertencentes ao assunto da Hatha-Yoga, omitindo as que pertencem a outra parte da Filosofia Yogue, ao Raja Yoga... Mencionamos o fato para que os compradores deste livro, que também tenham lido o anterior, não nos acusem de encher um livro novo com partes de um velho.

"A HATHA-YOGA, a presente obra, refere-se unicamente ao físico — as fases psíquica, mental e espiritual do assunto pertencem a outros ramos.

"A HATHA-YOGA, entretanto, será a base esplêndida sôbre a qual o estudante poderá construir um corpo tão puro, forte

e são (como muito bem o autor explicou no texto da obra), quanto seja necessário para que com ele possa fazer o melhor trabalho e estudo.

"Pedimos ao autor que escrevesse um prefácio, mas declinou de fazê-lo, porque crê que o livro deve falar por si mesmo e não lhe apraz a idéia (como declarou) de "introduzir a sua personalidade" na opinião de seus leitores, sustentando que a verdade deve ser evidente por si mesma, sem ter necessidade da influência pessoal para torná-la verdade. Portanto, sirvam estas palavras como que de prefácio."

Como nas obras anteriores, procuramos, na presente, traduzir o pensamento do autor do modo mais fiel que nos foi possível.

EDITORA PENSAMENTO

CAPÍTULO I

QUE É "HATHA-YOGA"?

A ciência da Yoga divide-se em vários ramos. As divisões principais e mais conhecidas são: 1) Hatha-Yoga; 2) Raja Yoga; 3) Karma Yoga; 4) Jnana Yoga. Este livro é dedicado unicamente ao primeiro ramo citado e não tentaremos, por agora, descrever os outros, se bem que teremos alguma coisa a dizer da Yoga, em futuros escritos.

A Hatha-Yoga é o ramo da Filosofia Yogue que trata do corpo físico, seu cuidado, bem-estar, saúde, fôrça e tudo quanto tenda a manter o seu estado de saúde natural e normal. Ela ensina o modo natural de viver e proclama o que já foi aceito por muitos homens do mundo ocidental: "Voltemos à Natureza", com a única diferença de que os yogues não têm que "voltar", porque estiveram sempre com a natureza, intimamente vinculados a ela e às suas leis, e não foram deslumbrados nem ofuscados pela louca carreira em direção às exterioridades, o que deu lugar a que as raças civilizadas modernas esquecessem até que existe uma tal coisa, a "natureza". Os hábitos modernos e as ambições sociais não chegaram à consciência do yogue; ele sorri dessas coisas e considera-as como jogos infantis, pois não se afastou dos braços da natureza, mas, pelo contrário, continua carinhosamente reclinado sobre o seio de sua boa mãe, a qual sempre lhe deu nutrição, calor e proteção. A Hatha-Yoga é, primeiro, Natureza; segundo, *Natureza;* e, finalmente, NATUREZA.

Quando nos acharmos ante uma série de métodos, planos, teorias, etc., apliquemos-lhes a pedra de toque: "Qual é o método natural?", e escolhamos sempre aquele que esteja mais de acordo e mais próximo à natureza. Será bom que nossos estudantes sigam este plano, quando a sua atenção for chamada para as muitas teorias, ensaios, métodos, planos e idéias a respeito da saúde, de que está inundado o mundo ocidental. Por exemplo: pedem-vos que acrediteis que estais em perigo de perder o vosso "magnetismo", e vos pondes em contato com a terra e vos aconselham a usar solas e saltos de borracha no fundo do calçado e dormir em camas "isoladas" com pés de vidro, para impedir à natureza (a Terra mãe) que absorva e extraia de vós o magnetismo que, exatamente, foi ela quem vos deu — que o estudante se faça esta pergunta: "Que é que diz a Natureza a este respeito?" Então, para saber o que a Natureza diz, que veja se os planos da Natureza teriam projetado a construção e uso de solas de borracha e pés de vidro para as camas. Que veja se os homens de muitas forças magnéticas, cheios de vitalidade, fazem essas coisas; se as raças mais vigorosas do mundo as fizeram, que veja se algum sente debilidade no caso de deitar-se sôbre um canteiro de erva ou se o impulso natural do homem não é reclinar-se sobre o seio de sua boa mãe, a terra, e deitar-se sôbre os canteiros de gramas; se o impulso natural da criança não é correr descalça; se não refresca os seus pés tirando o calçado (solas de borracha e tudo), e correr descalço de um para outro lado; se as botas de borracha são particularmente boas condutoras do "magnetismo" e da vitalidade, e assim sucessivamente.

Damos isto simplesmente como uma ilustração e não porque desejamos perder o tempo em discutir os méritos e deméritos das solas de borracha e dos pés de vidros para as camas, como um preservativo do magnetismo. Um pouco de observação ensinará ao homem que todas as respostas da natureza lhe demonstram que grande parte do seu magnetismo ele o adquire da terra, e que a terra é uma bateria dele carregada e que está sempre desejosa e ansiosa de transmitir a sua força ao homem, em vez de despojá-lo dela e ser temida, como se estivesse desejosa e fosse de seu gosto "tirar" o magnetismo do homem, seu filho. Alguns dêstes modernos profetas ensinarão, em breve, que o ar extrai prana das pessoas, em vez de lhas dar.

De modo que, numa palavra, aplicai o juízo natural e todas as teorías desta classe, incluindo também as nossas e se não se ajustam à Natureza, repudiai-as, pois esta regra é segura.

A Natureza conhece o que vos é conveniente, pois é vossa amiga, não vossa inimiga.

Têm sido muitas e muito valiosas as obras escritas sôbre os outros ramos da Filosofia Yogue, mas a Hatha-Yoga tem sido eliminada por muitos escritores sobre Yoga, fazendo dela apenas uma breve referência. Isto é devido, em grande parte, ao fato de que, na Índia, existe uma horda de mendigos ignorantes, faquires da classe mais inferior, que se exibem como Hatha-Yogues, porém que não têm a mais leve noção dos princípios fundamentais deste ramo de Yoga. Esta gente conforma-se com obter domínio sobre alguns dos músculos involuntários do corpo (uma coisa possível a qualquer um que dedique o tempo e o trabalho necessário para levá-la a termo), com o que adquirem o hábito de executar certas "habilidades", que exibem para divertir e entreter (ou desgostar) os viajantes ocidentais. Algumas de suas habilidades são muito notáveis, quando se consideram sob o ponto de vista da curiosidade e aqueles que as executam merecem que se lhes pague para vê-los nas "barracas de feira", e, de fato, os seus feitos são muito semelhantes aos que alguns "saltimbancos" ocidentais executam. Ouvimos dizer que essa gente exibe com orgulho tais habilidades e costumes adquiridos, como, por exemplo, trocar a ação peristáltica dos intestinos e os movimentos de deglutição da garganta para dar exibição repugnante de uma completa inversão do processo normal destas partes do corpo, de modo que as substâncias introduzidas no cólon possam ser conduzidas para cima e expelidas pela garganta, por um movimento invertido dos músculos "involuntários."

Considerando isto sob o ponto de vista médico, é muito interessante; para os profanos é uma coisa muito desagradável e indigna de um homem.

As outras provas dos chamados Hatha-Yogues são muito parecidas ao exemplo que, com repugnância, referimos e não sabemos que executem alguma coisa que seja do mais ínfimo interesse ou benefício para as pessoas que queiram manter um corpo são, normal e natural. Esses mendigos são iguais a certos fanáticos que, na Índia, se atribuem o título de "yogues" e que não querem lavar o corpo por certas razões religiosas; ou que se sentam com os braços levantados até que estes se secam, ou que deixam crescer as unhas dos dedos até que estas lhes perfurem as mãos; ou permanecem sentados tão completamente imóveis que os pássaros constroem ninhos nos seus cabelos; ou que executam outros atos ridículos para aparecerem como "homens santos" perante as multidões ignorantes e incidentemente serem alimentados por essa gente que acredita que, por uma ação tal, ganha uma recompensa futura. Tais indivíduos são farsantes grosseiros ou ilusos fanáticos e, como classe, são equivalentes a certo tipo de mendigos que, na Europa e na América, nas grandes cidades, exibem as feridas e fingidas deformações que fazem em si próprios, para extorquirem níqueis aos transeuntes, os quais voltam o rosto para os não ver, ao deixar cair os cobres.

As pessoas às quais nos vimos referindo, são consideradas com piedade pelos verdadeiros yogues, os quais consideram a Hatha-Yoga como um ramo importante de sua filosofia, em virtude de dar ao homem um corpo são, um bom instrumento com o qual agir, um templo adaptado para o Espírito.

Neste pequeno livro, procuramos apresentar, numa forma clara e simples, os princípios fundamentais da Hatha-Yoga, dando o método yogue da vida física. E procuramos dar-vos o porquê em cada caso. Julgamos necessário explicar-vos, primeiro, em termos da fisiologia ocidental, as várias funções do corpo, e, em seguida, indicar os planos e métodos da Natureza aos quais nos deveríamos adaptar tanto quanto fosse possível. Não é um "manual de medicina" e não contém nada acerca de medicamentos, e praticamente, nada a respeito da cura das doenças, exceto aquilo que indicamos que uma pessoa deve fazer para tornar ao estado natural. A sua divisa é o homem são — o seu propósito principal, ajudar as pessoas a adaptarem-se aos métodos do homem normal. Mas acreditamos que aquilo que faz com que um homem são permaneça sadio, fará que um homem doente sare, se ele seguir esses métodos. A Hatha-Yoga mostra a maneira de viver uma vida são, natural e normal, a qual, se for seguida, beneficiará a todos. Ela mantém-se unida à Natureza, e aconselha uma volta aos métodos naturais, em lugar daqueles que foram criados ao redor de nós, pelos nossos hábitos artificiais de viver.

Este livro é simples, muito simples, tão simples, com efeito, que muitos, provavelmente, o hão de pôr de lado, porque não contém nada de novo nem surpreendente. Eles talvez esperavam alguma assombrosa descrição das fantásticas provas dos medicamentos yogues (?) e instruções por meio das quais pudessem ser reproduzidos estes fatos por aqueles que as lessem.

Devemos dizer a tal classe de pessoas que este livro não é dessa classe. Não vos dizemos como adotar setenta e quatro classes de posturas, nem como fazer passar trapos pelos intestinos, com o propósito de limpá-los (em oposição aos métodos naturais), ou como deter o pulsar do coração, ou como executar habilidade com vossos órgãos internos. Nada de tais ensinamentos encontrareis aqui. Não vos diremos como ordenar a um órgão rebelde que funcione outra vez com propriedade e várias outras coisas acerca da função sobre a parte involuntária que se declarou em greve. Se mencionamos estas coisas é unicamente com o fim de fazer do homem um ser são e não um "operador de proezas".

Não falamos muito a respeito da doença. Preferimos manter a vossa atenção fixa sobre o homem e a mulher sãos, pedindo que vos fixeis bem e que vejais o que faz e os mantém sãos. Em seguida, chamamos a vossa atenção para o que eles fazem e como o fazem. Depois vos diremos que façais o mesmo, se quiserdes estar com eles. Isto é tudo quanto nós propomos fazer. Mas esse "tudo" é quase tudo o que pode ser feito em vosso benefício, pois o resto deveis fazê-lo vós mesmos.

Em outros capítulos, vos diremos porque os yogues cuidam tanto do corpo, e também o princípio fundamental da Hatha-Yoga, a crença na inteligência que está atrás de toda a vida — essa confiança no grande princípio vital para prosseguir a sua obra, com propriedade — essa crença em que, só confiando nesse grande princípio e permitir-vos agir através de nós, tudo será a bem de nossos corpos.

Lede; vereis o que procuramos dizer-vos e obtereis a mensagem que fomos encarregados de transmitir-vos.

Em resposta à pergunta com que foi intitulado este capítulo: — "Que é a Hatha-Yoga"? — diremos:

Lede este livro até o fim e compreendereis alguma coisa acerca do que realmente é; para achardes "tudo" é preciso pordes em prática os preceitos deste livro e assim conseguireis empreender bem o caminho para obterdes o conhecimento que procurais.

CAPÍTULO II

COMO CUIDAM OS YOGUES DO CORPO FÍSICO

Para o observador casual, a Filosofia Yogue apresenta a anomalia aparente de um ensinamento que, ao mesmo tempo que sustenta que o corpo físico e material é como que de nenhum valor, comparado com os princípios mais elevados do homem, dedica muita importância e cuidado à instrução de seus estudantes, no sentido da cuidadosa atenção, nutrição, educação, exercícios e melhoras do corpo físico. Com efeito, um ramo interno dos ensinamentos yogues — a Hatha-Yoga — é dedicado ao cuidado do corpo físico e entra em minudências de considerações tendentes a instruir os seus estudantes nos princípios desta educação e desenvolvimento físico.

Alguns viajantes ocidentais, que viram, no Oriente, o cuidado que os yogues ligam aos seus corpos, e o tempo e a atenção que dedicam à tarefa, chegaram, com demasiada rapidez, à conclusão de que a Filosofia Yogue é simplesmente uma forma oriental de cultura física, um pouco mais cuidadosamente estudada talvez, mas um sistema que nada tem de "espiritual" em si. Eis aí o que é o ver simplesmente as formas exteriores e não conhecer o bastante para ver mais fundo.

Apenas temos necessidade de explicar aos nossos estudantes a razão real por que os yogues cuidam do seu corpo, nem precisamos justificar a publicação deste pequeno livro, que tem por fim a instrução dos estudantes yogues, no cuidado e desenvolvimento científico do corpo físico.

Os yogues acreditam, como *sabeis*, que o Homem *real* não é o corpo. Sabem que o "Eu" imortal, do qual cada ser humano é consciente em maior ou menor grau, não é o corpo que ele simplesmente ocupa e usa; sabem que o corpo é apenas um cômodo vestido que o Espírito despe e torna a vestir de tempos em tempos, conhecem o corpo pelo que ele é, e não estão enganados pela crença de que ele é o Homem real.

Mas, ainda que conheçam estas coisas, todavia, reconhecem que o corpo é o instrumento no qual e pelo qual o Espírito se manifesta e age. Sabem que a envoltura carnal é necessária para a manifestação do Homem e para o seu crescimento neste estado particular de seu desenvolvimento e progresso; conhecem que o corpo é o Templo do Espírito e, conseqüentemente, acreditam que o cuidado e o desenvolvimento do corpo é uma tarefa tão digna como o é o desenvolvimento de alguma outra das partes mais elevadas do Homem, porque, com um corpo físico doente ou imperfeitamente desenvolvido, a mente não pode funcionar devidamente, nem pode o instrumento ser usado com a melhor utilidade pelo seu dono — o Espírito.

É exato que os yogues vão além e insistem em que o corpo deve ser posto sob o perfeito domínio da mente — que o instrumento deve ser delicadamente transformado para que responda ao contato da mão do diretor.

Mas os yogues sabem que o mais alto grau a que o corpo pode responder, só pode ser obtido quando ele, o corpo, é devidamente cuidado, nutrido e desenvolvido. O corpo altamente educado deve ser, antes de tudo, um corpo forte e são. Por estas razões, os yogues ligam grande atenção e cuidado ao lado físico da sua natureza, e, pela mesma razão, o sistema oriental de cultura física forma uma parte da ciência yogue da Hatha-Yoga.

O entusiasta ocidental da cultura física desenvolve o seu corpo por amor ao seu corpo, acreditando, freqüentemente, que o corpo é Ele mesmo. O yogue desenvolve o seu corpo, tendo-o somente como instrumento para o uso da parte real de si mesmo e unicamente para poder aperfeiçoar o instrumento, com o fim de que possa ser usado na obra do crescimento da alma. O cultor físico se satisfaz com os meros movimentos dos músculos. O yogue põe a Mente na tarefa e desenvolve não só os músculos como também cada órgão, cada célula e cada parte do corpo. Não só ele faz isto, mas também obtem domínio sobre uma das partes do seu corpo e adquire domínio sobre a parte involuntária do seu organismo, como também sobre a voluntária, de cujo assunto a generalidade dos cultores físicos nada conhece praticamente.

Esperamos assinalar ao estudante ocidental o método dos ensinamentos yogues acerca do aperfeiçoamento do corpo físico e estamos certos de que aquele que nos seguir, cuidadosa e conscientemente, será amplamente recompensado pelo seu tempo e incômodo, e adquirirá a sensação de domínio sobre um corpo físico esplendidamente desenvolvido, de que se sentirá tão orgulhoso, como um grande violinista se sente do Stradivarius que responde quase que inteligentemente ao contato de seu arco, ou como o artífice que se orgulha de alguma ferramenta perfeita que o habilita a executar coisas belas e úteis para o mundo.

CAPÍTULO III

A OBRA DO DIVINO ARQUITETO

Ensina a Filosofia Yogue que Deus dá a cada indivíduo uma máquina física adaptada às suas necessidades e que também o provê dos meios de mantê-la em ordem e repará-la, se a sua negligência permitir que chegue a entorpecer-se.

Os yogues reconhecem o corpo como a manufatura de uma grande Inteligência. Consideram o seu organismo como uma máquina em ação, cuja concepção e funcionamento denotam a maior sabedoria e cuidado. Sabem que o corpo é devido a uma grande Inteligência; sabem que a mesma Inteligência está operando ainda através do corpo físico, e que, quanto mais se adapte o indivíduo às operações da Divina Lei, tanto mais continuará gozando de saúde e força. Também conhecem que, quando o homem marcha em direção contrária a esta lei, resulta a doença e a discordância. Acreditam que é ridículo supor que esta grande Inteligência que trouxe à existência o formoso corpo humano, se retire e o abandone ao seu destino, porque sabem que a Inteligência ainda preside a cada uma e a todas as funções do corpo e que se pode, com segurança, confiar nela sem temor.

Essa Inteligência, a cujas manifestações chamamos "Natureza" ou Princípio de Vida" e nomes similares, está constantemente alerta para reparar danos, curar feridas, ligar ossos quebrados, expulsar os materiais prejudiciais que se têm acumulado no sistema, e de outros mil modos para manter a máquina corrente e em boa ordem. Muito daquilo que chamamos doença é, em realidade, uma ação benéfica da Natureza, destinada a expulsar do organismo as substâncias venenosas que permitimos penetrar e permanecer em nosso sistema.

Vejamos o que este corpo significa exatamente. Suponhamos uma alma procurando um instrumento com o qual efetuar esta fase de sua existência. Os ocultistas sabem que a alma, para manifestar-se de certas maneiras, tem necessidade de uma habitação carnal. Vejamos que coisas a alma requer para o uso de um corpo, e observemos, em seguida, se a natureza lhe deu o que precisa.

Em primeiro lugar, a alma tem necessidade de um instrumento físico de pensamento altamente organizado, e uma estação central de onde possa dirigir as operações do corpo. A Natureza lhe proporciona esse assombroso instrumento, o cérebro humano, cujas possibilidades apenas fracamente reconhecemos no momento atual. A parte do cérebro que o homem usa neste estado do seu desenvolvimento progressivo é apenas uma pequena parte da área cerebral inteira. A porção não usada está à espera da evolução da raça.

Em segundo lugar, a alma tem necessidade de órgãos para receber e registrar as várias formas de impressões do exterior. A Natureza intervém e a provê de olhos, ouvidos, nariz e órgãos do rosto e os nervos pelos quais sentimos. A Natureza guarda em reserva outros sentidos, até que a necessidade dos mesmos seja sentida pela raça. Em seguida, são necessários os meios de mover-se pelo mundo. Ele transcendeu as tendências corpo. A Natureza "armou" o corpo com nervos, de um modo assombroso. O cérebro telegrafa por estes fios instruções a todas as partes do corpo, enviando suas ordens às células e órgãos e insistindo pela obediência imediata. O cérebro recebe telegramas de todas as partes do corpo, advertindo-o do perigo, pedindo auxílio, queixando-se, etc. Depois, o corpo deve ter meios de mover-se pelo mundo. Ele transcendeu as tendências herdadas do vegetal e tem necessidade de "andar". Além disso, tem necessidade, mais adiante, de conseguir coisas para submetê-las ao seu próprio uso. A Natureza o proveu de membros, músculos e tendões.

O corpo tem necessidade de uma armação para conservar sua forma, protegê-lo contra os choques, dar-lhe força e firmeza, servir-lhe de apoio. A Natureza lhe dá a estrutura óssea (conhecida como esqueleto), uma maravilhosa combinação mecânica, bem digna do nosso estudo.

A alma tem necessidade de um meio físico de comunicação com as outras almas encarnadas. A Natureza a provê dos meios de comunicação, mediante os órgãos da palavra e do ouvido.

O corpo tem necessidade de um sistema de transporte de materiais para reparar todo o organismo, construir, encher, reparar e fortalecer todas as suas diferentes partes. Tem necessidade também de um sistema similar, pelo qual possam as matérias gastas e desprezadas ser levadas ao crematório, queimadas e eliminadas do organismo. A Natureza nos dá o sangue vitalizador, as artérias e veias pelas quais flui aqui e ali, executando a sua obra, e os pulmões para oxigená-lo e queimar as matérias gastas.

O corpo tem necessidade de materiais do exterior para com os quais construir e reparar as suas partes. A Natureza lhe dá os meios de comer o alimento, e digeri-lo, de extrair dele os elementos nutritivos, de convertê-los em forma capaz de ser absorvido pelo sistema e de excretar as porções gastas.

E, finalmente, o corpo é provido dos meios de reproduzir a sua espécie e prover a outras almas de moradas carnais.

Será bem empregado o tempo que se aplique em estudar alguma coisa acerca do assombroso mecanismo e operações do corpo humano. O indivíduo adquire, deste estudo, uma compreensão mais convincente da realidade dessa grande Inteligência na Natureza — vê o grande Princípio Vital em operação — vê que não é a cega casualidade ou um acontecimento do azar, mas sim a obra de uma poderosa *Inteligência.*

Então, aprende a confiar nessa *Inteligência* e a saber que aquilo que o colocou na existência física o levará através da vida; que o poder que o tomou a seu cuidado em outro tempo, tem-no a seu cuidado *agora,* e tê-lo-á a seu cuidado *sempre.*

Quanto mais acessíveis nos tornemos ao influxo do grande *Princípio Vital,* tanto mais seremos beneficiados. Se o tememos, ou desconfiamos dele, fechamos-lhe, com isso, a porta e, necessariamente, devemos sofrer.

CAPÍTULO IV

NOSSA AMIGA A FORÇA VITAL

Muitas pessoas cometem o erro de considerar a doença como uma entidade — uma coisa real — uma antagonista da Saúde. Isto não é correto. A Saúde é o estado natural do homem, e a doença é simplesmente a ausência da saúde. Se uma pessoa cumprisse algumas dessas leis, não podia adoecer.

Quando se violam algumas dessas leis, resultam condições anormais e manifestam-se certos sintomas, a que damos o nome de alguma doença. Aquilo que chamamos *doença* é simplesmente o resultado da tentativa da Natureza para expulsar ou desalojar a condição anormal e reassumir o estado normal.

Somos muito propensos a falar e considerar a *doença* como uma entidade. Dizemos que "ela" nos ataca — que "ela" se localiza num órgão — que "ela" segue o seu curso — que "ela" é muito maligna — que "ela" é desagradável — que "ela" é persistente e resiste a todos os tratamentos — que "ela" cede facilmente, etc., etc. Falamos dela como se fosse uma entidade possuidora de caráter, disposição e qualidades vitais. Consideramo-la como alguma coisa que toma posse de nós e usa o seu poder para nos destruir. Falamos dela como o faríamos de um lobo no rebanho — uma raposa no galinheiro — um rato no celeiro — e tratamos de destruí-la como se fosse um dos mencionados animais. Tratamos de matá-lo ou, pelo menos, de espantá-lo.

A Natureza não é volúvel nem indigna de confiança. A vida se manifesta no corpo em conseqüência de bem estabelecidas leis e prossegue o seu caminho, lentamente, elevando-se até atingir o seu zênite, declinando depois, gradualmente, até que chega para o corpo a hora de ser lançado fora como um velho e bem gasto trajo, quando a alma continua em sua missão de mais amplo desenvolvimento.

A Natureza jamais procura fazer com que o homem abandone o seu corpo, enquanto não alcança uma idade madura, e os yogues sabem muito bem que, se as leis da Natureza fossem observadas desde a infância, a morte de um moço ou de uma pessoa de mediana idade, por via de moléstias, seria tão rara como a morte por acidente.

Há, em cada corpo físico, uma certa força vital que está constantemente fazendo por nós o melhor que pode, apesar do modo descuidado como o qual violamos os princípios essenciais no reto viver.

Grande parte do que chamamos doença é apenas uma ação defensiva desta força vital — um efeito curativo. Não é uma ação que se proponha destruir e sim uma ação construtora por parte do organismo vivente. A ação é anormal, porque as condições são anormais, e todo esfôrço reparador da força vital é exercido em direção ao restabelecimento das condições normais.

O primeiro grande princípio da força vital é a *conservação própria.* Este princípio está sempre em evidência onde quer que a vida exista. Sob sua ação, se atraem os sexos opostos; o embrião e a criança são providos de nutrição; a mãe sofre heroicamente as dores da maternidade; os pais são impelidos a amparar e proteger os seus descendentes, mesmo nas condições mais adversas — Por que? — Porque tudo isso significa o instinto de conservação da raça.

Mas o instinto de conservação da vida individual é forte igualmente. "Tudo quanto o homem tem, da-lo-á por sua vida", diz o escritor, e ainda que isso não seja exatamente certo em relação ao homem desenvolvido, é bastante certo para que o usemos com o propósito de ilustrar o princípio da conservação própria, e este instinto, que se encontra na base mesma da existência, não pertence ao Intelecto. É um *instinto* que, freqüentemente, se sobrepõe ao Intelecto. Ele faz que as pernas de um homem "fujam com ele", apesar de ter firmemente resolvido permanecer num lugar perigoso, faz que um náufrago, violando alguns dos princípios da civilização, mate e coma seu companheiro e beba o seu sangue: fez dos homens feras, no terrível "Black Hole" (*); e, sob muitas e variadas condições, ele afirma a sua supremacia. Está sempre trabalhando pela vida — mais vida; pela saúde — mais saúde. E, com freqüência, faz-nos ficar doentes, para nos tornar mais sãos; trazendo-nos uma moléstia, para nos livrar de alguma matéria impura que o nosso descuido e ignorância deixaram introduzir-se no sistema.

Este princípio da conservação própria, a cargo da força vital, nos conduz também para a saúde, com tanta segurança, como a influência magnética orienta a agulha imantada para o norte. Podemos apartar-nos, não atender o impulso, mas a incitação está sempre ali. O mesmo instinto que existe em nós, existe na semente, o qual a faz lançar um pequeno broto, freqüentemente, movendo obstáculos milhares de vezes mais pesados do que ela mesma, no seu esforço por sair à luz do sol. O mesmo impulso faz que a muda brote, surgindo da terra. O mesmo princípio faz que as raízes se estendam para baixo e para os lados. Em cada caso, ainda que a direção seja diferente, cada movimento é dirigido na justa direção.

Se nos ferimos, a força vital começa a curar a ferida, fazendo o trabalho com assombrosa sagacidade e precisão. Se quebramos um osso, tudo quanto o cirurgião pode fazer, é colocar os ossos em justaposição, mantendo-os assim enquanto a força vital liga as partes fraturadas. Se caímos e os nossos músculos ou ligamentos se dilaceram, tudo quanto podemos fazer é observar certos cuidados e a força vital começa a fazer a sua obra e, tirando do sistema os materiais necessários, repara o dano.

Todos os médicos sabem e suas escolas ensinam que, se um homem está em boa condição física, a sua força vital fará que êle se restabeleça, qualquer que seja o estado em que se ache, exceto quando os órgãos vitais estejam destruídos. Quando o sistema físico está prostrado, é muito mais difícil que recupere a saúde, se em verdade não é impossível, pois a eficácia da força vital está diminuída e, portanto, se acha obrigada a trabalhar sob condições adversas. Mas, ficai certos que, em qualquer condição, fará sempre por vós o melhor que lhe

(*) Calabouço de Calcutá.

for possível. Se a força vital não pode fazer por vós tudo quanto quereria fazer, não se renderá, em face das dificuldades, declarando-se vencida; mas, adaptando-se às circunstâncias, fará o melhor que puder.

Deixai-a agir livremente e ela vos manterá em perfeita saúde; restringi-a por métodos de vida irracionais ou antinaturais, e ainda procurará livrar-vos de suas conseqüências e vos servirá, até o fim, o melhor que puder, apesar de vossa ingratidão e ignorância. Lutará em vosso favor até o fim.

O princípio de *adaptação* se manifesta através de todas as formas de vida. Uma semente caída na fenda de uma rocha, quando começa a crescer, ou se amolda à estrutura da rocha, ou, se tem força suficiente, parte a rocha em dois pedaços e adquire a sua forma normal. Como acontece no caso do homem, o qual, para viver e prosperar, se adapta a todos os climas e condições, a força vital acomodou-se às diferentes condições e, quando não pode partir a rocha, lança o broto sob alguma forma torcida, porém vivo e resistente.

Nenhum organismo pode adoecer enquanto as condições próprias para a saúde forem observadas. A saúde não é mais do que a vida em condições normais, ao passo que a doença é a vida sob condições anormais. As condições que fizeram com que um homem alcançasse uma sã e vigorosa plenitude de desenvolvimento, são necessárias para *conservá-lo* são e forte. Observando as devidas condições, a força vital fará bem a sua obra, mas observando condições indevidas, a força vital só poderá manifestar-se imperfeitamente e dará mais ou menos lugar ao que chamamos doença. Estamos vivendo numa civilização que nos impôs modos de vida anti-naturais, e a força vital encontra dificuldades para fazer por nós todos o bem que poderia realizar. Não comemos naturalmente; não respiramos naturalmente, nem nos vestimos naturalmente. "Fizemos o que não deveríamos ter feito e deixamos de fazer aquilo que deveríamos ter feito, não há saúde em nós, e até poderíamos acrescentar: — só temos a pouca saúde que não podemos impedir".

Detivemo-nos sobre o assunto da amizade da força vital, porque é uma matéria pela qual, geralmente, passam por alto aqueles que dela não fizeram um estudo. É parte da Filosofia Yogue da *Hatha-Yoga,* e os yogues ligam-lhe muita importância na sua vida. Sabem que têm um bom amigo e um forte aliado na força vital e deixam-na circular livremente através de si, procurando interpor-se quanto menos lhes for possível em suas operações. Sabem que a força vital está sempre atenta para seu bem-estar e saúde, e põem nela a maior confiança.

Grande parte do êxito da *Hatha-Yoga* consiste nos métodos bem calculados para permitir que a força vital opere livremente sem obstáculos, e seus métodos e exercícios estão, em grande parte, destinados a esse fim. Limpar os vestígios de obstrução e dar ao carro da força vital uma via reta sobre um caminho liso e plano, é a aspiração da Hatha-Yoga. Segui os seus preceitos e muito fareis em benefício do vosso corpo.

CAPÍTULO V

O LABORATÓRIO DO CORPO

Este pequeno livro não tem por objetivo ser um manual de fisiologia, mas, dado que a maioria das pessoas parece ter pouca ou nenhuma idéia da natureza, funções e usos dos vários órgãos do corpo, acreditamos que será bom dizer algumas palavras a respeito dos muito importantes órgãos relacionados com a digestão e assimilação do alimento que nutre o corpo, e os quais efetuam no sistema a obra de laboratório.

A primeira parte do maquinismo humano da digestão, que deve ser considerada por nós, são os dentes. A natureza nos proveu de dentes para partir o nosso alimento e triturá-lo em pequenas partículas, tornando-os, assim, de um tamanho e consistências que facilitem a ação da saliva e dos sucos digestivos do estômago, depois do que é reduzido à forma líquida para que as suas qualidades nutritivas possam ser facilmente assimiladas e absorvidas pelo corpo.

Isto parece ser simplesmente a repetição do velho conto, mas quantos de nossos leitores agem realmente como se desconhecessem o propósito com o qual lhes foram dados os seus dentes? Engolem o seu alimento, justamente como se os dentes servissem simplesmente para enfeite, e, geralmente, agem como se a natureza os tivesse provido de um bucho, com cujo auxílio pudessem, como o avestruz, triturar e quebrar em pequenas partículas o alimento que engoliram.

Lembrai-vos, amigos, que os dentes vos foram dados com um objetivo, e considerais também o fato de que, se a natureza vos houvesse destinado a engolir o vosso alimento sem mastigar, ter-vos-ia provido de bucho apropriado e não de dentes.

Teremos muito que dizer a respeito do uso devido dos dentes, à proporção que prosseguirmos, pois tem uma relação muito íntima com um princípio vital da *Hatha Yoga,* como logo vereis.

Os órgãos imediatos a serem considerados são as glândulas salivares. Estas glândulas são em número de seis, das quais quatro estão situadas debaixo da língua e dos maxilares, e duas nas faces, defronte dos ouvidos, uma de cada lado. A sua função melhor conhecida é manufaturar, gerar ou segregar a saliva que, quando é necessário, flui através de numerosos condutos em diferentes partes da boca e mistura-se com os alimentos que se estão mastigando. Quando o alimento é mastigado em pequenas partículas, pode chegar a saliva mais completamente a todas as porções dele, com uma eficácia proporcionalmente aumentada. A saliva umedece o alimento, permitindo-lhe, assim, ser mais facilmente engolido, sendo esta função um simples incidente para outras mais importantes. A sua função melhor conhecida (e aquela que a ciência oriental ensina como a mais importante), é o seu efeito químico, que converte em açúcar o amido da matéria alimentícia, executando, assim, a sua primeira passagem no processo da digestão.

Eis aqui outra história velha. Todos vós conheceis a saliva, mas — quantos de vós comeis de maneira a permitir à natureza pôr a saliva em ação como ela o designou? Engulis o vosso alimento depois de algumas mastigadas superficiais e violais os planos da Natureza, aos quais ela chegou a tanto custo e para cuja execução construiu tão formoso e delicado maquinismo. Mas a natureza acha meios para vos "devolver" vossos desprezos e desconsiderações a seus planos, pois ela tem boa memória e sempre nos faz pagar as nossas dívidas.

Não nos devemos esquecer de mencionar a língua — esse fiel amigo, ao qual tão freqüentemente se faz executar a ignóbil tarefa de auxiliar à emissão de palavras coléricas, à murmuração, mentiras, juramentos, insultos e, finalmente (para não dizer mais), queixas e lamentações.

A língua tem uma tarefa muito importante a preencher no processo da nutrição do corpo pelo alimento. Além de uma quantidade de movimentos mecânicos que ela executa no ato de comer, com os quais ajuda a mover o alimento e seu serviço similar no ato da deglutição, é órgão do paladar e dá o seu juízo crítico sobre os alimentos que pedem entrada no estômago.

Tendes descuidado o uso normal dos dentes, das glândulas salivares e da língua, e, em conseqüência, deixaram de vos prestar o melhor serviço. Somente em confiar neles e se tornásseis aos métodos sãos e normais de alimentação, verificaríeis que, alegres e contentes, responderiam à vossa confiança e, uma vez mais, vos prestariam completamente os seus serviços. São bons amigos e servidores, e têm necessidade apenas de um pouco de confiança, crédito e atenção para que vos demonstrem o seu afeto.

Depois que o alimento foi mastigado e saturado de saliva, desce ao estômago pela garganta. A parte inferior da garganta executa uma peculiar contração muscular, que empurra para baixo as partículas do alimento, cujo ato forma parte do processo da deglutição. O processo de converter a parte de amido do alimento em açúcar ou glucose, que começa pela saliva da boca, é continuado à proporção que o alimento desce à garganta, mas cessa quase, ou cessa completamente, depois que o alimento chega ao estômago, ato esse que será considerado quando estudarmos o assunto da conveniência de um hábito deliberado na refeição, pois, se o alimento é apressadamente mastigado e engolido, chega ao estômago apenas parcialmente afetado pela saliva e numa condição imperfeita para subseqüente obra da natureza.

O estômago é um saco da forma de uma pera e de uma capacidade aproximada de um litro ou mais, em alguns casos. O alimento entra da garganta para o estômago, pelo lado esquerdo superior, exatamente por baixo do coração. Posteriormente, deixa o estômago pela parte inferior direita e penetra no intestino delgado por meio de uma espécie particular de válvula, que é tão assombrosamente construída, que permite facilmente a passagem da matéria que se acha no estômago, porém que impede que qualquer coisa retroceda do intestino para o estômago. Esta válvula é conhecida por "válvula pilórica" ou "orifício pilórico", sendo a palavra "pilórico" derivada do grego, e denota "guarda da porta" — e, em verdade, esta pequena válvula age como uma sentinela muito inteligente, sempre vigilante, que não dorme nunca.

O estômago é um grande laboratório químico, no qual o alimento sofre transformações químicas que lhe permitem ser apropriado pelo sistema e transformado em material nutritivo, convertendo-o em sangue vermelho e rico, o qual circula por todo o corpo, construindo, reparando, fortalecendo e aumentando todas as partes e órgãos.

O "lado interno" do estômago é coberto com um forro de delicada membrana mucosa, a qual está cheia de glândulas diminutas que se abrem no estômago e ao redor do qual existe uma rede muito delicada de diminutos vasos sangüíneos de paredes consideravelmente tênues, pelas quais é manufaturado ou segregado esse assombroso líquido, o suco gástrico, que atua como um solvente sobre as porções azotadas do alimento.

Também age sobre o açúcar ou glicose, que foi manufaturado pela saliva, do amido que o alimento contém, como se descreveu acima. É uma espécie de líqüido amargo, que contém um produto químico chamado pepsina, o qual é o seu agente ativo e desempenha um papel muito importante na digestão do alimento.

Numa pessoa normalmente sã, o estômago manufatura ou segrega aproximadamente um galão (4½ litros) de suco gástrico, cada vinte e quatro horas, os quais usa no processo da digestão do alimento.

Quando o alimento chega ao estômago, as pequenas glândulas acima mencionadas derramam uma provisão suficiente de suco gástrico, o qual se mistura com a massa do alimento no estômago. Então, o estômago começa uma espécie de movimento batedor, que move a massa de alimento circulante, de um extremo a outro, de lado a lado, torcendo-a e retorcendo-a, batendo-a e amassando-a até que o suco gástrico penetre todas as partes da massa e se misture bem com ela. A Mente Instintiva faz uma obra assombrosa nos movimentos do estômago e funciona como uma máquina bem lubrificada.

E se ao estômago foi proporcionado um alimento bem preparado, bem mastigado e devidamente ensalivado, a máquina é capaz de produzir um bom trabalho.

Mas se, como tão amiúde acontece, o alimento é de uma qualidade inadequada para o estômago — ou se foi apenas meio mastigado ou engulido sem mastigar — ou se o estômago foi "repleto" por um proprietário guloso — produzir-se-á uma desordem. Em tal caso, em vez de efetuar o seu trabalho normal de digestão, o estômago é incapaz de fazer o seu trabalho, produzindo-se uma fermentação, e ele chega a ser um depósito de massa putrefata e em decomposição — uma "panela de fermento" — foi chamado em tais circunstâncias. Se os homens pudessem formar uma idéia apenas da cloaca que mantêm em seus estômagos, cessariam de encolher os ombros e de ouvir de má vontade, quando se fala de hábitos sãos e racionais de alimentação.

Êste fermento de putrefação, produzido pelos hábitos anormais de alimentação, com freqüência chega a ser crônico e dá lugar a uma condição que se manifesta nos sintomas do que é chamado "dispepsia" ou desordens similares. O fermento permanece no estômago por um longo período de tempo depois do alimento, quando a seguinte refeição chega ao estômago, a fermentação continua, até que o estômago chega a ser uma "panela de levedura" em perpétua atividade.

Esta condição, naturalmente, termina num desarranjo do funcionamento normal do estômago, cuja superfície chega a ser mole e fraca. As glândulas chegam a obstruir-se e todo o aparelho digestivo do estômago se altera e arruina. Em tais casos, o alimento meio digerido passa para o intestino delgado, infeccionado por ácidos produzidos pela fermentação, e a conseqüência é que todo o sistema é gradualmente envenenado e imperfeitamente nutrido.

A massa alimentícia, saturada com o suco gástrico que foi derramado, amassado e misturado nela, sai do estômago pelo orifício pilórico, situado no lado inferior direito do estômago e penetra no intestino delgado.

O intestino delgado é um canal tubular engenhosamente enrolado sobre si mesmo, ocupando, assim, um espaço relativamente pequeno, porém que, realmente, tem uma extensão de 6 a 9 metros. As suas paredes internas estão revestidas de uma substância aveludada e na maior parte de sua extensão, este tapete aveludado está arranjado em dobras transversais onduladas, que sustentam uma espécie de "pestanejar" e um movimento de vaivém para trás e para diante, nos liquídos intestinais, retardando a passagem dos alimentos e proporcionando uma superfície aumentada, para a secreção e absorção. A condição aveludada deste revestimento mucoso é causada por diminutas e numerosas proeminências (alguma coisa semelhante a uma superfície felpuda), que são conhecidas como velosidades intestinais cuja função será explicada um pouco mais tarde.

Logo que a massa alimentícia penetra no intestino delgado, encontra-se com um líquido peculiar chamado bílis, que a satura e se mescla completamente com ela. A bílis é uma secreção do fígado e está armazenada e pronta para ser usada, num saco resistente, conhecido pelo nome de vesícula biliar. Empregam-se uns dois litros de bílis por dia, na saturação do alimento, à proporção que este passa para o intestino delgado. O seu fim é auxiliar o suco pancreático na preparação das partes gordurosas do alimento para a absorção, e também ajudar a impedir a decomposição e putrefação do alimento, em sua passagem através do intestino delgado, assim como para neutralizar o suco gástrico que já realizou a sua obra. O suco pancreático é segregado pelo pâncreas, um órgão alongado, situado exatamente atrás do estômago, e o seu fim é agir sobre as porções gordurosas do alimento e torná-las capazes de serem absorvidas pelos intestinos, com as outras partes nutritivas do alimento. Nesta obra, o corpo emprega, aproximadamente, umas 700 gramas por dia.

Os centos de milhares de "papilas" que existem sobre a superfície aveludada do intestino delgado (às quais aludimos anteriormente) e que são conhecidas por "velosidades", mantêm um constante movimento ondulante compenetrando todas as porções do alimento mole e semi-líquido que está passando pelo intestino delgado. Estão em constante movimento, chupando e absorvendo a nutrição que a massa alimentícia contém e transmitindo-a ao sistema.

Os diversos passos pelos quais o alimento é convertido em sangue e levado a todas as partes do sistema, são como segue: mastigação, salivação, deglutição, digestão estomacal e intestinal, absorção, circulação e assimilação. Citá-las-emos brevemente outra vez, para que não as esqueçais.

A mastigação é efetuada pelos dentes — é o processo de mastigar — os lábios, a língua e os maxilares contribuem para a obra. Pela mastigação se tritura o alimento em pequenas partículas, fazendo que a saliva chegue a eles mais completamente.

A salivação é processo de saturação do alimento mastigado, com a saliva, que se verte nele das glândulas salivares. A saliva age sobre o amido cozido do alimento, convertendo-o em destrina e depois em glicose, tornando-o, assim, solúvel. Esta transformação química se torna possível pela ação da ptialina da saliva, que atua como um fermento e muda a constituição das substâncias, com as quais tem afinidade.

A digestão é efetuada no estômago e intestino delgado, e consiste na conversão da massa alimentícia em produtos capazes de serem absorvidos e assimilados. A digestão começa quando o alimento chega ao estômago. Então o suco gástrico derrama-se copiosamente e, começando a misturar-se e revolver-se com a massa alimentícia, dissolve o tecido conectivo da carne, liberta a gordura de suas envolturas, rompendo-as, e transforma algumas das matérias albuminosas, tais como a carne magra, o glúten do trigo e a clara de ovo em albuminose, em cuja forma podem ser absorvidas e assimiladas. A transformação ocasionada pela digestão estomacal é levada a termo pela ação química de um ingrediente orgânico do suco gástrico, chamado pepsina, em conexão com os ingredientes ácidos do mesmo.

Enquanto o processo da digestão é efetuado pelo estômago, como descrevemos, se põe em contato com os sucos que entraram no estômago por haver sido bebida, como a que foi extraída do alimento sólido no processo da digestão, é rapidamente tomada pelos absorventes do estômago e levada ao sangue, ao passo que as porções mais sólidas da massa alimentícia são amassadas pela ação muscular do estômago, como dissemos acima. Meia hora depois, as porções sólidas da massa alimentícia começam lentamente a deixar o estômago sob a forma de uma substância pardacenta e pastosa, chamada quimo, que é uma mistura de alguma coisa do açúcar e sais do alimento, de amido transformado em glicose, de amido amolecido, de gordura e tecido conectivo triturado e de albuminose.

O quimo, saindo do estômago, penetra no intestino delgado, como descrevemos, e se põe em contato com os sucos pancreático e intestinal e com a bílis, efetuando-se a digestão intestinal. Estes líquidos dissolvem a maior parte do alimento que ainda não havia sido amolecido. A digestão intestinal resolve o quimo em três substâncias, conhecidas por: 1) peptona, da digestão das partículas albuminosas; 2) quilo, da emulsão das gorduras; 3) glicose, da transformação dos elementos amiláceos do alimento. Essas substâncias são, em grande parte, levadas ao sangue, e chegam a formar uma parte dele, ao passo que a parte não digerida do alimento passa do intestino delgado, por uma válvula semelhante a uma porta-alçapão, ao intestino grosso chamado cólon, do qual logo falaremos.

A absorção, por cujo nome é conhecido o processo pelo qual os produtos do alimento, acima mencionados, resultantes do processo digestivo, são tomados pelas veias e quilíferos, é efetuada por endosmose. A água e os líquidos extraídos da massa alimentícia pela digestão estomacal, são rapidamente absorvidos e arrastados pelo sangue ao fígado, através da veia-porta. A peptona e a glicose do intestino delgado também chegam à veia porta e ao fígado através de vasos sangüíneos das velosidades intestinais que descrevemos.

Esse sangue chega ao coração depois de passar pelo fígado, onde sofre um processo do qual falaremos quando tratarmos desse órgão. O quilo, que é produto remanescente da massa alimentícia nos intestinos, depois que a peptona e a glicose foram levadas ao fígado, é tomado e filtrado através dos quilíferos ao canal torácico e gradualmente conduzido ao sangue, como o descrevemos em nosso capítulo sobre a circulação. Nesse capítulo, explicaremos como o sangue leva a todas as partes do corpo a nutrição derivada do alimento digerido, dando a cada tecido, célula, órgão e parte, os materiais com os quais se constrói e repara, tornando, assim, o corpo capaz de crescer e desenvolver-se.

O fígado segrega a bílis, a qual é levada ao intestino delgado, como dissemos. Também acumula uma substância chamada glicogênio, a qual é formada, no fígado, com os materiais digeridos que são levados a ele pela veia porta (como se explicou antes). O glicogênio é armazenado no fígado e, depois, gradualmente, transformado, nos intervalos da digestão, em glicose ou uma substância semelhante ao suco da uva. O pâncreas segrega o suco pancreático, o qual é vertido no intestino delgado para auxiliar a digestão intestinal, onde age principalmente sobre as porções gordurosas do alimento. Os rins estão situados na parede posterior da cavidade abdominal, aos lados da coluna vertebral. São dois e têm a forma de um grão de feijão. Purificam o sangue, dele extraindo uma substância venenosa chamada uréia e outros detritos. O líquido segregado pelos rins é conduzido por dois tubos, chamados ureteres, à bexiga, que está situada na pélvis e serve de depósito às urinas, as quais são detritos líquidos que levam consigo matérias desprezadas pelo sistema.

Antes de abandonar esta parte do assunto, desejamos chamar a atenção de nossos leitores para o fato de que, quando o alimento entra no estômago e no intestino delgado, incompletamente mastigado e ensalivado — quando os dentes e as glândulas salivares não fizerem a sua obra com propriedade — a digestão é dificultada e impedida e os órgãos digestivos são sobrecarregados de trabalho, chegando a ser incapazes de efetuar o que se espera deles. É como pedir a um grupo de operários que façam o seu trabalho respectivo, e além desse, o trabalho que devia ser feito anteriormente por outro grupo de trabalhadores — é pedir ao maquinista de uma locomotiva que cumpra o seu dever e faça também a obrigação do foguista, mantendo o fogo no seu grau devido e fazendo, simultaneamente, correr a locomotiva por uma parte perigosa do caminho. Os absorventes do estômago e intestinos devem absorver "alguma coisa" — esta é a sua função — e, se não lhes derdes os materiais apropriados, absorverão a massa fermentada e putrefata do estômago e transmitirão ao sangue. O sangue leva este material pobre a todas as partes do corpo, incluindo o cérebro, e não é de estranhar que as pessoas se queixem de biliosidade, dor de cabeça, etc., quando se estão envenenando deste modo.

CAPÍTULO VI

O FLUIDO DE VIDA

Em nosso último capítulo, vos demos uma idéia de como o alimento que comemos é gradualmente transformado e revolvido em substâncias capazes de serem absorvidas e tomadas pelo sangue, o qual leva a nutrição a todas as partes do sistema, onde é usado na construção, reparação e renovação das diferentes partes do homem físico.

Neste capítulo, vos daremos uma breve descrição da maneira como é executada esta obra do sangue.

As porções nutritivas do alimento digerido são tomadas pela circulação e convertidas em sangue. O sangue flui pelas artérias, até cada célula e tecido do corpo, para que possa executar a sua obra construtora e reparadora. Retorna, depois, pelas veias, carregando consigo as células destruídas e outras matérias gastas no sistema, para que os desperdícios possam ser expulsos do organismo pelos pulmões e os outros órgãos que executam no sistema a tarefa de expulsão.

Esta corrente de sangue que vai e vem ao coração é chamada circulação.

O motor que dirige este assombroso mecanismo físico é, naturalmente, o coração.

Não empregaremos o nosso tempo descrevendo o coração, mas em troca, vos diremos alguma coisa acerca da obra que executa.

Começaremos no ponto em que o deixamos no último capítulo — o ponto no qual a nutrição do alimento, apanhada pelo sangue que a assimila, chega ao coração, o qual a envia para a sua missão errante de nutrir o corpo.

O sangue parte, na sua viagem, pelas artérias, que são uma série de canais elásticos, com divisões e subdivisões, começando nos canais maiores, os quais alimentam os menores, até chegar aos capilares, que são vasos sangüíneos muito pequenos, tendo o tamanho aproximado de uma polegada de diâmetro, dividida em três mil partes. Assemelham-se a cabelos muito finos, de cuja semelhança foi tirado seu nome. Eles penetram os tecidos numa fechada rede, pondó o sangue em íntimo contato com todas as partes do corpo. Suas paredes são muito tênues e os elementos nutritivos do sangue passam através delas e são tomados pelos tecidos.

Os capilares não só purificam a nutrição do sangue, como também conduzem o sangue na sua viagem de retorno (como veremos em seguida) e geralmente servem para os transportes do sistema, incluída a absorção da nutrição do alimento das velosidades intestinais, como descrevemos no último capítulo.

Pois bem, tornemo-nos às artérias. Elas conduzem o sangue rico, vermelho e puro do coração, carregado com saúde, nutrição e vida, distribuindo-o pelos grandes canais aos menores, destes a outros menores ainda, até que, finalmente, são atingidos os diminutos capilares, e os tecidos apossam-se da nutrição e usam-na na obra construtora, fazendo as pequenas células do corpo este trabalho, muito inteligentemente. (Teremos mais alguma coisa a dizer a respeito do trabalho destas células, de vez em quando). Havendo o sangue dado uma provisão de nutrição, inicia a sua viagem de retorno ao coração, levando consigo os produtos gastos, as células mortas, os tecidos destruídos e outros desperdícios do sistema. Parte dos capilares, mas a sua viagem de retorno não é feita pelas artérias, porém, por uma espécie de desvio, sendo dirigido às menores veias do sistema venoso, de onde passa às veias maiores, até chegar ao coração. Entretanto, antes de chegar às artérias outra vez, numa nova excursão, alguma coisa lhe acontece. Vai ao crematório dos pulmões, com o fim de queimar e destruir as matérias gastas e as impurezas.

Em outro capítulo, vos falaremos acerca desta função dos pulmões.

Antes de prosseguir, devemos dizer-vos que existe outro líquido que circula pelo sistema. É chamado linfa, a qual, na sua composição, se assemelha muito ao sangue. Contém alguns dos elementos do sangue que foram vertidos pelas paredes dos vasos sangüíneos, e alguns dos desperdícios produzidos pelo sistema, os quais, depois de serem purificados e "reconstruídos" pelo sistema linfático, penetram novamente no sangue, e são outra vez usados. A linfa circula nos delicados canais venosos, tão pequenos que não podem ser vistos facilmente pelo olho humano, a não ser que sejam injetados com mercúrio. Estes canais esvaziam-se em várias das grandes veias, e a linfa mistura-se então com o sangue, no seu caminho de regresso ao coração. O *quilo,* depois de abandonar o intestino delgado (veja-se o último capítulo), mistura-se com a linfa procedente das partes inferiores do corpo, e deste modo penetra no sangue, ao passo que os outros produtos do alimento digerido passam pela veia porta e pelo fígado, na sua viagem de regresso, de modo que, embora tomem diferentes rotas, encontram-se, outra vez, na circulação do sangue.

Como vedes, o sangue é o constitutivo do corpo, o qual, direta ou indiretamente, provê de nutrição e vida todas as suas partes. Se o sangue é pobre, ou a circulação é fraca, a nutrição de algumas partes do corpo deve ser imperfeita, dando lugar a condições doentias. O sangue contribui aproximadamente com a décima parte do peso do homem. Desta soma, uma quarta parte se acha distribuída no coração, nos pulmões, nas grandes artérias e veias; outra quarta parte no fígado; outra quarta parte nos músculos e a outra quarta parte entre os órgãos e tecidos restantes. O cérebro utiliza aproximadamente uma quinta parte da quantidade total do sangue.

Relembrai sempre, ao pensar no sangue, que este é o que vós quiserdes que seja, que vós o fazeis com o alimento que comeis e a maneira pela qual o comeis. Vós podeis ter a melhor qualidade de sangue, e grande quantidade dele pela seleção de alimentos adequados, e comendo-os tal como a Natureza quer que o façais. Ou, por outra forma, podeis ter um sangue muito pobre, e em quantidade insuficiente, pela néscia satisfação de apetites anormais e pela maneira imprópria de comer (nem esse nome merece) qualquer classe de alimento.

O sangue é a vida — e vós fazeis o sangue — esta é a essência do assunto.

Passaremos, agora, ao crematório dos pulmões, e veremos o que acontece ao sangue venoso, azul e impuro, que veio de todas as partes do corpo, carregado de impurezas e detritos. Lancemos um olhar ao crematório.

CAPÍTULO VII

CREMATÓRIO DO SISTEMA

Os órgãos da respiração consistem nos pulmões e nas passagens de ar que a eles conduzem. Os pulmões são dois e ocupam a câmara pleural do tórax, um de cada lado da linha média, estando separados um do outro pelo coração, os vasos sangüíneos maiores e os outros grandes tubos condutores de ar. Cada pulmão está livre em todas as direções, exceto na raiz, formada principalmente pelos brônquios, artérias e veias que põem os pulmões em relação com a traquéia e o coração. Os pulmões são esponjosos e porosos e seus tecidos muito elásticos. Estão cobertos por um invólucro delicado, se bem que forte, conhecido pelo nome de saco pleural, do qual uma parede adere intimamente ao pulmão e outra à interna do peito, e que segrega um fluido que permite aos lados internos resvalarem suavemente um sobre o outro, no ato de respirar.

As passagens de ar constam do interior do nariz, faringe, laringe, traquéia e tubos bronquiais. Quando respiramos, fazemos entrar o ar pelo nariz, onde é aquecido ao pôr-se em contato com a membrana mucosa, que se acha abundantemente provida de sangue; e depois de passar pela faringe e a laringe, penetra na traquéia; esta divide-se em numerosos tubos, chamados tubos bronquiais (brônquios), os quais se subdividem, por sua vez, e terminam em novas e diminutas subdivisões em todos os pequenos espaços de ar, dos quais se contam milhões nos pulmões. Um escritor demonstrou que, se as células de ar dos pulmões fossem estendidas uma ao lado da outra, cobririam uma superfície de quatro mil e duzentos metros quadrados.

O ar é introduzido nos pulmões pela ação do diafragma, músculo grande, forte e delgado, que se estende através do tronco, separando a cavidade torácica da abdominal. A ação do diafragma é quase tão automática como a do coração, se bem que possa ser transformado em músculo semi-involuntário pelo esforço da vontade. Quando se dilata, aumenta a capacidade do peito e dos pulmões e o ar precipita-se no vazio assim formado. Quando a dilatação cessa, o peito e os pulmões se contraem e o ar é, assim, expelido.

Agora, antes de considerar o que acontece com o ar nos pulmões, examinemos um momento como tem lugar a circulação do sangue. Como sabeis, o sangue é impelido pelo coração através das artérias até os capilares, chegando, assim, a cada parte do corpo que vitaliza, alimenta e fortalece. Regressa depois, por meio das capilares, por outra via — as veias — ao coração, de onde é enviado aos pulmões.

O sangue sai, para a sua viagem arterial, de uma cor vermelho-brilhante e rico em qualidade e propriedades vitais; e regressa pela via venosa, pobre, azul e sem brilho, carregado de detritos do sistema. Parte como uma corrente fresca das montanhas e volta como o enxurro de esgotos, dirigindo-se à aurícula direita do coração. Quando esta aurícula se enche, contrai-se e faz passar a corrente sangüínea através de uma abertura ao ventrículo direito do coração, o qual por sua vez, a envia aos pulmões, onde é distribuída por milhões de vasos capilares às células de ar, de que já falamos.

Tornemos, agora, às funções dos pulmões. A corrente de sangue impuro distribui-se nos milhões de delicadas células de ar dos pulmões. Ao inspirar, o oxigênio do ar põe-se em contato com o sangue impuro por meio dos vasos capilares, cujas paredes são suficientemente grossas para que o sangue não possa atravessá-las e suficientemente delgadas para permitir a entrada do oxigênio.

Quando o oxigênio entra em contato com o sangue, uma espécie de combustão tem lugar; e o sangue apreende o oxigênio e põe em liberdade o ácido carbônico produzido pelos detritos e matérias venenosas que recolheu de todas as partes do organismo. O sangue assim purificado e oxigenado volta outra vez ao coração, rico, vermelho e brilhante, carregado de propriedades e qualidades vitais. Ao chegar à aurícula esquerda do coração, é impelido para o interior do ventrículo esquerdo, de onde é enviado novamente através das artérias, em missão de distribuir a vida a todas as partes do organismo. Calcula-se que, em vinte e quatro horas, cerca de vinte mil litros de sangue atravessam os capilares dos pulmões passando os corpúsculos numa fileira simples, expondo os seus lados do oxigênio do ar. Quando se consideram os diminutos detalhes do processo aludido, uma pessoa sente-se invadida pelo assombro e a admiração, em face da solicitude e da inteligência infinitas da Natureza.

Vemos que, se uma quantidade suficiente de ar novo não chega aos pulmões, a corrente impura do sangue venoso não se purifica, e o corpo não só fica privado de nutrição, como também os desperdícios que teriam podido ser distribuídos, são devolvidos à circulação, envenenam o organismo e ocasionam, assim, a morte. O ar impuro age da mesma forma, se bem que em grau menor. Ver-se-á também que, sem inspirar a quantidade necessária de ar, o sangue não pode continuar a sua obra e o corpo, insuficientemente nutrido, adoece ou possui apenas um imperfeito estado de saúde. O sangue de uma pessoa que respira de um modo impróprio é, naturalmente, de uma cor azul escura, ao qual falta o vermelho rico do sangue arterial. Isto vemos freqüentemente numa compleição pobre, ao passo que uma respiração correta e, por conseguinte, uma boa circulação, produz uma compleição forte, brilhante e cheia de saúde e de vida.

Um pouco de reflexão nos mostrará a importância vital de uma correta respiração. Se o sangue não é completamente purificado pelo processo regenerador dos pulmões, volta às artérias num estado anormal, sem haver eliminado as impurezas que recebeu em sua viagem de retorno. Se estas impurezas tornarem ao sistema, manifestar-se-ão certamente em alguma forma de doença, quer seja do sangue ou quer seja outra doença, resultante do funcionamento alterado de algum órgão ou tecido insuficientemente nutrido.

Quando o sangue é devidamente exposto ao ar nos pulmões, as suas impurezas não somente são destruídas e eliminadas com o gás carbônico, mas apreende também certa quantidade de oxigênio, que leva a todas as partes do corpo onde é necessário, para que a natureza possa executar a sua obra convenientemente. Quando o oxigênio se põe em contato com o sangue, une-se com a hemoglobina e é levado a cada célula, tecido, músculo e órgão que vigoriza e fortalece, substituindo as células e tecidos gastos por novos materiais que a natureza transforma para seu uso. O sangue arterial, bem exposto ao ar, contém cerca de 25% de oxigênio livre.

Não somente cada parte se vitaliza com o oxigênio, mas também o ato da digestão depende materialmente de uma certa oxigenação do alimento; e isto pode realizar-se unicamente quando o oxigênio se põe em contato com o alimento e produz uma certa forma de combustão. É, portanto, necessário que uma provisão suficiente do oxigênio seja recebida pelos pulmões. Isto explica o fato de que os pulmões fracos e as digestões pobres encontram-se simultaneamente, com tanta freqüência. Para bem se compenetrar da significação completa desta afirmação, é necessário relembrar que o corpo inteiro recebe nutrição do alimento assimilado e que, com uma assimilação imperfeita, aquela será sempre incompleta. Os pulmões também dependem da mesma fonte de nutrição; e se, por causa de uma respiração imperfeita, a assimilação se torna defeituosa e eles se debilitam, estarão ainda menos em condições de desempenhar as suas funções, e o corpo, por sua vez, também enfraquecerá. Cada partícula de alimento ou bebida deve ser oxigenada anteriormente, para que possa ceder a sua nutrição, e os desperdícios do organismo adquirem as condições necessárias para serem eliminados do sistema. Uma quantidade insuficiente de oxigênio significa: nutrição imperfeita, eliminação imperfeita e saúde imperfeita. Em verdade, *respirar é viver*.

A combustão, resultante da troca das matérias gastas, gera calor, e equilibra a temperatura do corpo. As pessoas que respiram bem, têm menos probabilidades de resfriar-se e geralmente possuem uma grande abundância de sangue que lhes permite resistir às mudanças de temperatura.

Além dos importantes processos já mencionados, o ato da respiração exercita os órgãos e músculos internos, fato ao qual os escritores ocidentais sobre a matéria, não dão, geralmente, grande importância, ao passo que os yogues o apreciam devidamente.

Numa respiração incompleta, nem todas as células dos pulmões entram em função, e perde-se, assim, uma grande parte da capacidade pulmonar, sofrendo o sistema em proporção, à falta de oxigenação. Os animais, no seu estado natural, respiram naturalmente, e está fora de dúvida que o homem primitivo fez a mesma coisa. O modo anormal de viver, adotado pelo homem civilizado, apartou-o daquela respiração natural, e a raça sofreu as conseqüências deste desvio. A única salvação física do homem é *tornar à natureza.*

CAPÍTULO VIII

A NUTRIÇÃO

O corpo humano está constantemente sofrendo mudanças. Os átomos dos ossos, tecidos, carne, músculos, gorduras e líquidos, são constantemente destruídos e renovados no sistema, e novos átomos estão se manufaturando constantemente (no prodigioso laboratório do corpo) sendo imediatamente enviados a tomar o lugar do material destruído e abandonado.

Consideremos o corpo físico de um homem e o seu mecanismo, como uma planta — e, em verdade, é igual à vida da planta em sua natureza.

Que é que a planta requer para transformar-se de semente em rebento, de rebento em planta, com flores, sementes e frutos? A resposta é simples — ar puro, luz do sol, água e solo nutritivo — essas coisas, e todas elas, deve ter para chegar a uma maturidade sã. E o corpo físico do homem requer exatamente as mesmas coisas — todas elas — para estar são, forte e normal. Lembrai-vos dos requisitos — ar puro, luz do sol, água e alimento. Consideraremos o assunto do ar, a luz do sol e a água em outros capítulos, estudando primeiro a questão do alimento nutritivo.

Assim como a planta cresce lenta, mas resolutamente, também esta grande obra de descarregar o material destruído e substituí-lo por novo material prossegue constantemente, dia e noite. Não somos conscientes desta grande obra, pois pertence a essa parte subconsciente da natureza do homem — é uma parte da obra da Mente Instintiva. Da constante renovação de material depende a saúde, força e vigor da totalidade do corpo e todas as suas partes. Se esta renovação fôsse detida, sobreviria a desintegração e a morte. A substituição do material destruído e descartado é uma necessidade imperativa do nosso organismo e, portanto, é a primeira coisa que deve ser considerada quando pensamos na Saúde do Homem.

A chave deste assunto do alimento, na Filosofia de Hatha-Yoga, é uma palavra sânscrita cujo equivalente é NUTRIÇÃO. Imprimimos a palavra em letras maiúsculas para que impressione vossas mentes. Desejamos que os nosso etudantes associem o pensamento do Alimento com o pensamento de Nutrição.

Para os yogues, o alimento não significa alguma coisa para gratificar o paladar anormal; significa, sim, primeiro *Nutrição;* segundo, NUTRIÇÃO, e, terceiro, NUTRIÇÃO.

Nutrição antes, depois e sempre.

Muitas pessoas ocidentais imaginam um yogue como sendo um ser fraco, magro, frouxo, meio morto de fome, extenuado, que pensa tão pouco no alimento, que chega a passar dias sem comer, que considera o alimento demasiado *material,* para a sua *natureza espiritual.* Nada mais afastado da verdade. Os yogues, pelos menos aqueles que estão bem apoiados na Hatha-Yoga, consideram a nutrição como o primeiro cuidado de mantê-los devidamente nutridos e ver que a provisão de material novo e fresco seja sempre pelo menos igual à matéria destruída e eliminada.

É muito certo que o yogue não é um comilão grosseiro, amigo dos pratos ricos e luxuosos. Pelo contrário, sorri da tolice de tais coisas e continua a usar a sua alimentação simples e nutritiva, sabendo que obterá dela completa nutrição sem a matéria inútil e prejudicial contida nos manjares melhor elaborados do seu irmão, que ignora a significação real do alimento.

Uma das máximas de Hatha-Yoga é: "Não é o que um homem come que o nutre, mas, sim, aquilo que ele assimila". Há um mundo de sabedoria nesta antiga máxima, e contém o que escritores sobre assuntos de saúde necessitam volumes para expressar.

Explicaremos mais tarde, o método yogue de extrair a quantidade máxima de nutrição da quantidade mínima de alimento. O método yogue está colocado entre os dois lados extremos seguidos pelas duas distintas escolas do ocidente: os *comilões* e os *jejuadores*, cada uma das quais proclama os méritos do seu próprio sistema e deprecia os da seita contrária. O yogue simples pode ser perdoado por sorrir muito naturalmente das disputas coléricas entre aqueles que, pregando a necessidade de nutrição suficiente, ensinam que é necessário *empanturrar-se* para obtê-la, por um lado, e os da escola oposta que, reconhecendo a loucura de *empanturrar-se* e comer em demasia, não têm outro remédio para oferecer a não ser uma semi-extenuação, acompanhada de longas e continuadas vigílias que, naturalmente, produzem em seus partidários a debilidade do corpo, a vitalidade imperfeita e mesmo a morte.

Para o yogue, os perigos da má nutrição por um lado, e o comer demasiado por outro, não existem — essas questões foram resolvidas para ele, desde há séculos, pelos antigos pais yogues, cujos verdadeiros nomes foram quase esquecidos pelos seus discípulos da atualidade.

Lembrai-vos agora, uma vez por todas que, a Hatha-Yoga não defende o plano da extenuação própria, mas, pelo contrário, conhece e ensina que nenhum corpo humano pode ser forte e são, a não ser que seja nutrido convenientemente por quantidade suficiente de alimento comido e assimilado. Muitas pessoas fracas, delicadas e nervosas, devem a sua vitalidade imperfeita e condição doentia ao fato de que não obtêm suficiente nutrição.

Lembrai-vos também que a Hatha-Yoga repele como ridícula a teoria de que a nutrição seja obtida fartando-se, empanturrando-se ou comendo em demasia; e observa com piedade e assombro êsses atributos do guloso, não vendo nessas práticas mais do que a manifestação dos apetites do suíno, totalmente indígnos do homem desenvolvido e civilizado.

O yogue entende que o homem deve comer para viver — não viver para comer.

O yogue é antes *epicurista* do que gastrônomo, porque, ainda que coma o alimento mais simples, cultivou e vigorizou o seu paladar natural e normal, graças ao qual a sua fome dá a essas vidas simples o bom gôsto desejado, porém não obtido por aqueles que procuram os ricos e custosos preparados da arte culinária. Embora comer para nutrir-se seja o seu principal objetivo, governa-se, para que o alimento lhe proporcione um prazer desconhecido para o seu irmão que desdenha a sua alimentação simples.

Em nosso próximo capítulo, trataremos do assunto da fome e do apetite — dos atributos inteiramente diferentes do corpo físico, se bem que para muitas pessoas pareçam os dois significar quase a mesma coisa.

CAPÍTULO IX

FOME CONTRA APETITE

Como dissemos, ao concluir o precedente capítulo, a fome e o apetite são dois atributos completamente diversos do corpo humano. A fome é o pedido normal de alimentos; o apetite é o desejo anormal. A fome é como a cor rosada na face do menino são — o apetite é como a face enrugada da mulher da moda. E, não obstante, a maior parte das pessoas usa esses termos como se o seu significado fosse idêntico.

Vejamos onde está a diferença.

É muito difícil explicar as respectivas sensações ou sintomas de fome e apetite ao comum das pessoas que chegaram à idade madura, porque a maioria das pessoas dessa idade tem o seu gosto natural ou fome instintiva, pervertida de tal modo pelo apetite, que, desde há muitos anos, não experimenta a sensação da fome genuína e esquece o que esta realmente é. É difícil descrever uma sensação, a não ser que possa chamar à mente daquele que ouve a lembrança da mesma ou de alguma sensação semelhante, experimentada anteriormente. Podemos descrever um som e uma pessoa de ouvido normal, pela comparação com algum outro que essa pessoa tenha ouvido; mas imaginai a dificuldade para dar uma idéia inteligente de um som a um homem "surdo" de nascimento, ou descrever uma cor a um homem cego ou dar uma descrição inteligente de um aroma a uma pessoa que tivesse nascido sem o sentido do olfato.

Para aquele que se emancipou da escravidão do apetite, as respectivas sensações de fome e de apetite são completamente diferentes e facilmente distinguíveis uma da outra; e a mente de tal pessoa atinge rapidamente o significado preciso de cada termo. Mas, para homem *civilizado* ordinário, *fome* significa a origem do *apetite* e *apetite* o resultado da *fome*. Ambas as palavras são mal usadas. Devemos ilustrar isto como exemplos familiares.

Tomemos a sede, por exemplo. Todos nós conhecemos a sensação de uma sede boa e natural, que pede que se beba um copo d'água fresca. Sentimo-la na boca e na garganta, e somente pode ser satisfeita com o que a natureza destinou para tal fim — água pura. Pois bem, esta sede natural é igual à fome natural.

Quão diferente é esta sede natural da ânsia que se adquire por açucarados refrescos com soda, gelados, gengibre, gasosas, xaropes, etc.! E que diferente da sede (?) que sentimos de cerveja, licores alcoólicos etc., depois de termos adquirido o gosto por essas bebidas — Começais a compreender o que queremos dizer?

Ouvimos uma pessoa dizer que tem "muita sede" de um copo de soda; e uma outra dizer que está "sedenta" de beber *whisky*. Pois bem, se estas pessoas tivessem realmente sede, ou, em outras palavras, se a natureza pedisse realmente líquidos, seria efetivamente água pura o que elas haviam de procurar para satisfazer a sua sede. Porém, não! A água não satisfaz esta sede de soda ou de *whisky*. — Por que? Simplesmente porque é o desejo de um apetite que não é sede natural, mas sim, pelo contrário, um apetite anormal — um gosto pervertido. O seu apetite foi criado — é o hábito adquirido — e exerce o seu domínio. Notareis que as vítimas desta "sede" anormal experimentam ocasionalmente uma sede *real*, em cujo momento anseiam a água unicamente, e não outra classe de bebidas. Pensai, agora, um momento: — Não acontece o mesmo a vós? Esta não é uma preleção dirigida contra o hábito antojadiço de beber, nem um sermão de temperança, mas justamente uma ilustração da diferença entre um instinto natural e um hábito adquirido de comer ou de beber, e que só escassa relação tem com a fome e a sede real.

O homem adquire um vício pelo fumo, pelo licor, por mascar chiclete, pelo ópio, pela morfina, cocaína ou quaisquer outras drogas similares. E um vício uma vez adquirido, chega a ser, senão mais forte, ao menos igual ao pedido natural de comer ou beber, pois houve homens que morreram de fome, por haverem gasto todo o seu dinheiro em bebidas ou narcóticos. Houve homens que chegaram a vender as meias dos próprios filhos para beberem — chegaram a roubar e até assassinar para satisfazerem o seu vício de narcóticos. E quem pensaria em chamar êste terrível vício pelo nome de fome? Todavia continuamos a falar e considerar como fome tôdas estas ânsias de lançar alguma coisa no estômago, ainda que muitos destes desejos não sejam mais que sintomas de vício, como é o anelo ou o desejo de álcool e de narcóticos.

Os animais possuem uma fome natural até o momento em que são despojados dela pelo contato com o homem, que os tenta com guloseimas e coisas similares mal chamadas alimento. A criança possui uma fome natural até que é pervertida da mesma forma. Na criança, a fome natural é mais ou menos substituída pelos apetites adquiridos, num grau que depende, em grande parte, da fortuna que seus pais possuem — à maior riqueza corresponde maior aquisição de falsos apetites. E à proporção que se vai tornando mais velho, vai perdendo tôda a lembrança do que significa a fome verdadeira. Com efeito, fala-se da fome mais como de uma coisa penosa do que como de um instinto natural. Algumas vezes, os homens saem ao campo e ao ar livre e o exercício da vida natural lhes dá outra vez o *gosto* da fome verdadeira, e comem como se fossem crianças de escola, com um deleite, que há anos não experimentavam. Sentem "fome" de verdade, e comem porque precisam comer, não pelo mero hábito, como fazem quando estão em casa, sobrecarregando o estômago continuamente.

Lemos, há pouco tempo, a narração de um passeio de pessoas ricas, que naufragaram durante uma excursão recreativa, em um iate. Viram-se obrigadas a viver com a maior escassez de alimentos durante uns dez dias. Quando foram socorridos, apresentavam o melhor aspecto de saúde — rosados, olhos brilhantes e possuidores do precioso dom de uma fome boa e natural. Antes da partida, eram dispépticos, havia anos, mas passados dez dias com uma alimentação reduzida à sua mínima expressão, curaram-se completamente da sua dispepsia e de outras doenças. Tiveram o indispensável para se nutrirem e livrarem-se dos produtos gastos do sistema que já os estavam envenenando. Se permaneceram ou não "curados", depende de terem trocado ou não outra vez a fome pelo apetite.

A fome natural — da mesma forma que a sede natural — manifesta-se pelos nervos da boca e da garganta. Quando uma pessoa está faminta, o pensamento ou a menção do alimento causa uma sensação especial na boca, garganta e glândulas salivares. Os nervos dessas partes manifestam uma sensação peculiar, a saliva começa a fluir e toda a região manifesta o desejo de entrar em ação. O estômago não expressa sintomas de espécie alguma, nem está em evidência nesses momentos. Sente-se que seria muito agradável o "gosto" de qualquer classe de bom alimento. Não há nenhuma daquelas sensações de fraqueza, de vazio, de alguma coisa que rói, de vacuidade, etc., na região do estômago. Os sintomas acima mencionados são todos característicos do hábito do apetite, que insiste em que ele seja continuado.

Não haveis notado que o hábito de beber apresenta exatamente esses sintomas? A sensação de desejo e vacuidade é característica de ambas as formas de apetite anormal. O homem que deseja fumar ou mascar fumo experimenta a mesma sensação.

Freqüentemente, admira-se o homem de não poder conseguir uma comida como "aquela que sua mãe cozinhava". — Sabeis por que não o pode conseguir? Simplesmente porque substituiu a sua fome natural por um apetite anormal, e não se sente satisfeito a não ser que satisfaça esse apetite, o qual faz com que as comidas domésticas do passado sejam uma coisa impossível. Se o homem começasse a cultivar a fome natural, tornando aos primeiros princípios, teria recobrado para si mesmo os alimentos da juventure — acharia tão boas cozinheiras como o era "sua mãe", porque ele seria criança outra vez.

Certamente estareis pensando o que é que tudo isto terá que ver como a Hatha-Yoga — não é assim? Muito bem, exatamente isto: o yogue conquistou o apetite e deixa que a fome se manifeste nele: saboreia cada bocado de alimento, mesmo que seja uma côdea de pão duro, e dela obtém o gosto e a nutrição; come de um modo desconhecido para a maior parte de vós — modo que será descrito um pouco mais adiante — e longe de ser um anacoreta meio morto de fome, é um homem bem alimentado, devidamente nutrido, que desfrutou do banquete, porque possui o mais picante de todos os aperitivos — a fome.

CAPÍTULO X

TEORIA E PRÁTICA YOGUE DA ABSORÇÃO DE PRANA DO ALIMENTO

O engenho da natureza para combinar vários deveres num só e para tornar agradáveis os deveres necessários (e, pela mesma razão, fazer desejável a sua execução), está demonstrado de numerosas formas. Um dos mais surpreendentes exemplos desta classe será apresentado neste capítulo.

Veremos quais as disposições que ela toma para levar a termo diferentes coisas ao mesmo tempo, e também como torna agradáveis diversas funções muito necessárias do sistema físico.

Partamos da afirmação da teoria yogue da absorção do prana do alimento. Esta teoria sustenta que se acha contida no alimento do homem e dos animais, certa forma de prana que é absolutamente necessária para a manutenção da força e da energia do homem e que essa forma de prana é absorvida do alimento pelos nervos da língua, boca e dentes. O ato da mastigação liberta este prana pela separação das partículas de alimento em diminutos fragmentos, expondo, assim, à língua, boca e dentes tantos átomos de prana quanto seja possível.

Cada átomo de alimento contém numerosos *elétrons* de alimento-prana ou alimento-energia, os quais são libertados pela trituração no processo de mastigação e pela ação química de certos constitutivos químicos sutis da saliva, cuja presença não foi ainda nem ao menos suspeitada pelos cientistas modernos e que não são distinguíveis pela análise da química moderna, se bem que futuros investigadores provarão cientificamente a sua existência. Este alimento-prana, assim que é posto em liberdade, precipita-se pelos nervos da língua, da boca e dos dentes, passa rapidamente através da carne dos ossos, é logo remetido a numerosos armazéns do sistema nervoso, de onde é enviado a todas as partes do corpo e aí usado para prover de energia e "vitalidade" as células. É esta uma exposição simples da teoria cujos detalhes procuraremos ir dando à proporção que prossigamos.

O estudante provavelmente estranhará que seja necessário extrair este alimento-prana, visto que o ar está tão carregado de prana e pode parecer como que um desperdício de esforços, por parte da natureza, usar tanta energia com o fim de extrair o prana do alimento. Mas, eis aqui a explicação. Assim como toda a eletricidade é eletricidade, da mesma forma todo o prana é simplesmente prana — mas, assim como há várias formas de corrente elétrica, manifestando amplamente diferentes efeitos sobre o corpo humano, há também diferentes manifestações ou formas de prana, cada uma das quais executa certo trabalho no corpo físico, e todas as quais são necessárias para as diferentes classes de atividade.

O prana do ar preenche certos fins; o da água outros, e o derivado do alimento realiza ainda uma terceira série de deveres. Entrar nos detalhes minuciosos da teoria yogue seria alheio aos propósitos desta obra e devemos contentar-nos com a exposição geral dada aqui. O assunto principal que está em nossa frente é o fato de que o alimento contém alimento-prana, do qual o corpo físico tem necessidade, e o qual só pode extrair pelo modo acima indicado, isto é, pela mastigação do alimento e a absorção de prana pelo sistema nervoso, mediante os nervos da língua, da boca e dos dentes.

Consideremos, agora, o plano da natureza na combinação de duas funções importantes no ato da mastigação e ensalivação do alimento. Em primeiro lugar, a natureza destina a ser completamente mastigado e ensalivado cada fragmento de comida antes de ser engolido, e qualquer negligência a este respeito, certamente será seguida de uma digestão imperfeita. A mastigação completa é um hábito natural do homem, que dele se descuidou, devido às exigências de hábitos artificiais de vida que se desenvolveram em nossa civilização. A mastigação é necessária para triturar o alimento, a fim de que ele possa ser mais facilmente engolido e também para que possa ser misturado com a saliva e os sucos digestivos do estômago e do intestino delgado. Ela promove o fluxo da saliva, que é uma parte muito necessária no processo da digestão, e certa parte da obra que é feita pela saliva, não pode ser efetuada pelos outros sucos digestivos. Os filósofos ensinam, com muita razão, que a mastigação completa e a perfeita ensalivação dos alimentos são requisitos prévios da digestão normal e constituem uma parte muito necessária do processo. Certos especialistas têm ido muito mais longe e têm dado ao processo da mastigação e ensalivação muito maior importância do que a que, na generalidade, lhe têm dado os fisiologistas. Uma autoridade particular, Horácio Fletcher, escritor norte-americano, escreveu com grande entusiasmo sobre este assunto e deu surpreendentes provas da importância desta função e processo do corpo físico; com efeito, Fletcher aconselha uma forma particular de mastigação que se assemelha aos costumes dos yogues se bem que ele a aconselhe em virtude do efeito assombroso sobre a digestão, enquanto os yogues praticam um método semelhante, tendo em conta a teoria da absorção do alimento-prana. A verdade é que *ambos* os resultados se verificam, sendo uma parte da estratégia da natureza para que o alimento seja triturado, reduzido a pequenas partículas; os processos digestivos que atendem à ensalivação e absorção do alimento-prana, são efetuados ao mesmo tempo — uma economia de força muito considerável.

Quando o homem estava no seu estado natural, a mastigação era um processo muito agradável, e a mesma coisa acontece com os animais e a criança da raça humana atual. O animal masca e traga o alimento com maior prazer, e a criança chupa, masca e sustém na boca o alimento muito mais tempo do que o adulto, até que começa a receber lições de seus pais e adquire o hábito de **engolir** o seu alimento sem mastigar. Fletcher, nos seus livros sobre o assunto, sustenta que é o paladar que produz prazer no processo de mastigar e mamar. A teoria yogue é que, ainda que o paladar tenha muito que ver com isto, existe mais alguma coisa, uma indescritível sensação de satisfação obtida por manter o alimento na boca, dando-lhe voltas com a língua, mastigando-o e deixando-o dissolver lentamente, até ser quase inconscientemente deglutido. Fletcher sustenta que, enquanto alguma coisa de sabor permanece no alimento, existe nele nutrição para ser extraída, e nós acreditamos que isto é estritamente correto. Mas sustentamos que existe essa outra sensação que, quando a deixamos manifestar-se, nos dá certa satisfação na não-deglutição e cuja sensação continua até que todo ou quase todo o alimento-prana é extraído do alimento.

Vós notareis, se seguirdes o método yogue de comer (ainda que seja parcialmente), que gostareis de manter o alimento na boca, e, em vez de o engolir logo, deixá-lo-eis que se dissolva gradualmente na boca até que, de repente, haveis de notar que todo ele desapareceu. E esta sensação tanto é experimentada nas classes mais simples de alimento, as quais não deleitam especialmente ao paladar, como naqueles alimentos que são especialmente favoritos de vosso gosto particular.

Descrever esta sensação é quase impossível porque não temos palavras para tal, pois a sua existência não foi ainda totalmente reconhecida pelas raças ocidentais. O melhor que podemos fazer é compará-la com outras sensações, sob o risco de sermos acusados de apresentar uma comparação ou ilustração ridícula. Eis aqui o que queremos dizer: vós conheceis a sensação que experimentamos algumas vezes quando estamos na presença de uma pessoa altamente "magnética" — esse indescritível sentimento de absorção de força ou "vitalidade".

Algumas pessoas têm tanto prana no seu sistema que estão continuamente "transbordando-o" e dando-o a outros, sendo o resultado que às outras pessoas lhes agrada estar em sua companhia e lhes desgosta deixá-las, sendo quase incapazes de se apartarem do seu lado. Este é um exemplo. Outra é a sensação que se experimenta ao estar próximo à pessoa a quem se ama. Neste caso, dá-se um intercâmbio de "magnetismo" (pensamento carregado de prana), que produz muita alegria. Um beijo do ser amado está tão carregado de "magnetismo" que faz estremecer da cabeça aos pés. Isto dá uma ilustração imperfeita do que procuramos descrever.

O prazer que se obtém comendo, normal e adequadamente, não é só pela questão do saber, mas também é derivado, em grande parte, dessa sensação peculiar da absorção de "magnetismo" ou prana, que é sumamente parecida aos exemplos acima mencionados; se bem que até se conheça o caráter similar das duas manifestações de energia, a ilustração pode evocar um sorriso ou quiçá ser ridicularizada.

Aquele que se sobrepôs ao falso apetite (tão freqüentemente tomado por fome), mastigará uma côdea de pão seco de trigo completo e não somente obterá uma certa satisfação do gosto, pela nutrição nele contida, mas gozará também muito vivamente da sensação da qual falamos. É necessário um pouco de prazer para despojar-se do hábito do falso apetite e voltar aos métodos naturais. Quanto maior for a nutrição que o alimento dá, tanto maior será a satisfação para o paladar normal, e é um fato que deve ser relembrado, pois o alimento-prana está contido no alimento, na razão direta da sua porcentagem de nutrição — outro exemplo da sabedoria da natureza.

O yogue come o seu alimento lentamente, mastigando cada bocado por tanto tempo quanto "encontra gosto nele", isto é: enquanto lhe dá alguma satisfação. Na maioria dos casos, esta sensação dura enquanto permanece algum alimento na boca, pois o processo involuntário natural faz que o alimento se dissolvia gradualmente e seja deglutido. O yogue move o maxilar lentamente, deixa que a língua atenda ao alimento, que os dentes se enterrem carinhosamente nele, sabendo que dele está extraindo o alimento-prana por meio dos nervos da boca, da língua e dos dentes, e que ele próprio — o yogue — é estimulado e fortalecido, e que está aumentando a sua reserva de energia. Ao mesmo tempo é consciente de que está preparando o seu alimento de um modo apropriado para o processo digestivo do estômago e intestino delgado, e está proporcionando o bom material necessário para a construção do corpo físico.

Aqueles que seguem o método yogue de comer, obterão uma soma muito maior de nutrição do seu alimento, do que a pessoa ordinária, porque cada onça de alimento é obrigada a dar o máximo de nutrição, ao passo que, no caso do homem que engole o seu alimento apenas meio mastigado e insuficientemente ensalivado, desperdiça-o muito e sai outra vez do sistema na forma de uma massa putrefata e em fermentação. Segundo o método yogue, nada é abandonado pelo sistema, como desperdício, a não ser o verdadeiro *desperdício;* todas as partículas de nutrição são extraídas do alimento, e de seus átomos é absorvida a maior porção de alimento-prana.

A mastigação tritura o alimento em pequenas partículas permitindo que os líquidos da saliva as penetrem, efetuando os sucos digestivos da saliva a sua obra necessária, e os outros sucos (antes mencionados) atuam sobre os átomos de alimento de tal forma que libertam o alimento-prana, permitindo assim que seja recebido pelo sistema nervoso. O movimento dado ao alimento pela ação das mandíbulas, língua e bochechas, no ato da mastigação, obriga-o a apresentar novos átomos aos nervos preparados para extrair o alimento-prana.

Os yogues mantêm o alimento na boca, mastigando lenta e completamente, e deixando que seja lentamente deglutido pelo processo involuntário acima mencionado, e eles experimentam a totalidade do gozo que acompanha a extração de prana. Vós podeis adquirir uma idéia disto, tomando na boca um fragmento de alimento (quando tiverdes tempo suficiente para a experiência) e, em seguida, mastigando-o lentamente, deixai-o dissolver-se gradualmente na boca, como o faríeis com um torrão de açúcar. Surpreender-vos-eis quão completamente é efetuada esta obra da deglutição involuntária — o alimento cede gradualmente o seu alimento-prana, depois dilui-se lentamente e vai para o estômago. Tomai uma côdea de pão, por exemplo, e mastigai-a completamente, com a idéia de ver quanto tempo dura sem ser engolida, e achareis que nunca é necessário ser "engolida" de modo usual, porém que gradualmente desaparecerá da maneira que acabamos de mencionar acima, depois de ser reduzida a uma massa mole e pastosa como o creme. E esse pequeno pedaço de pão vos dará o duplo da nutrição que vos daria um pedaço no mesmo tamanho, comido da maneira vulgar assim como também o triplo da quantidade de alimento-prana.

No caso do leite temos outro exemplo interessante. O leite é um líquido e, naturalmente, não precisa ser "triturado" como o alimento sólido. Entretanto, o fato é o mesmo (e foi bem estabelecido por cuidadosas experiências), isto é, que uma parte do leite que simplesmente se deixa descer pela garganta abaixo, não dá a metade da nutrição ou alimento-prana que se obteria da mesma quantidade de leite sorvido lentamente e ao qual se deixasse permanecer na boca por uns momentos, até "dissipar-se", movendo a língua simultaneamente. A criança, ao extrair o leite do seio materno ou da mamadeira, fá-lo naturalmente por um movimento de sucção, que move a língua e as bochechas, produzindo um fluxo de líquido das glândulas, que liberta o alimento-prana, e exercendo um efeito químico digestivo sobre o próprio leite, não obstante o fato de que a verdadeira saliva não é segregada pela criança de peito, e não aparece enquanto não surgem os primeiros dentes.

Aconselhamos aos nossos estudantes que experimentem consigo mesmos o que acabamos de indicar. Escolhei a oportunidade em que dispuserdes de tempo suficiente e, então, mastigando devagar, deixai que o alimento se dissolva gradualmente. Este "desaparecimento" do alimento somente pode ser possível quando o alimento é mastigado até reduzir-se a uma pasta como creme, completamente saturada pela saliva, convertendo as partículas a um estado semi-digerido e quando delas foi extraído o alimento-prana. Ensaiai comer uma maçã deste modo e ficareis surpreendidos ao perceber a sensação de haver ingerido uma substanciosa comida, e da sensação do aumento de força que experimentais.

Compreendemos muito bem a grande diferença que há entre o yogue, que pode dispor do tempo necessário para comer deste modo, e o apressado homem de negócios do mundo ocidental, para fazer o mesmo, e não esperamos que todos os nossos leitores mudem, num momento, os seus hábitos de vários anos. Mas estamos certos de que um pouco de prática neste método de comer o alimento fará que sobrevenha à pessoa uma grande mudança e sabemos que dessa prática ocasional logo resultará um melhoramento no método diário de mastigar o alimento.

Sabemos também que o estudante achará um novo deleite — um gozo adicional — e logo aprenderá a comer "agradavelmente", isto é, sentir-se pouco inclinado a que o bocado de alimento se esgote. Um novo mundo de gosto abre-se para o homem que aprende a seguir este método, e ao comer experimentará um prazer muito maior do que antes e terá, além disso, uma digestão melhor e muito mais vitalidade, porque obterá um maior grau de nutrição e uma quantidade aumentada de alimento-prana.

É possível para aquele que tem tempo e oportunidade, seguir este método até o seu limite extremo para obter uma quantidade quase incrível de nutrição e de força, de uma quantidade relativamente pequena de alimento, posto que, praticamente, não haverá desperdícios, como pode provar-se por uma observação da matéria expelida do sistema. Aqueles que sofrem de má nutrição e imperfeita vitalidade, acharão de utilidade seguir este plano, ainda que não seja mais do que parcialmente.

Os yogues são conhecidos como pessoas de pouco comer e compreendem perfeitamente a necessidade e o valor de uma nutrição perfeita e mantêm sempre o corpo bem nutrido e provido de materiais de construção.

O segredo, como facilmente vereis, é que eles não desperdiçam praticamente nenhuma nutrição do alimento, pois extraem completamente toda a que ele contém. Não sobrecarregam o seu sistema com materiais gastos, que entorpecem o maquinismo e são causa de um desperdício de energia, devido à necessidade de expeli-los. Obtêm um máximo de nutrição de um mínimo de alimento — uma provisão completa de alimento-prana de uma pequena quantidade de material.

Embora não possais seguir este ponto até o extremo, podeis produzir uma grande melhora em vós mesmos, pela prática dos métodos acima dados. Apenas vos apresentamos os princípios gerais — fazei vós o resto — experimentai por vós mesmos — esta é a única maneira de aprender alguma coisa; não há outro meio.

Expusemos várias vezes, neste livro, que a atitude mental ajuda materialmente o processo da absorção de prana. Isto é certo, não só em relação ao Prana que se absorve do ar, como também em relação ao alimento-prana. Mantende o pensamento de que estais absorvendo todo o prana contido no bocado de alimento, combinando este pensamento com o de nutrição, e podereis fazer muito mais do que o faríeis se não fizésseis assim.

CAPÍTULO XI

A RESPEITO DO ALIMENTO

Propomo-nos deixar aos nossos estudantes a escolha de seus alimentos. Embora, pessoalmente, prefiramos certas classes de alimentos, acreditando que do uso deles se obtêm os melhores resultados, reconhecemos o fato de que é impossível mudar os hábitos de toda uma vida (sim, de muitas gerações) num dia, e o homem deve ser guiado pela sua própria experiência e pelo seu conhecimento progressivo, mais do que pelas exposições dogmáticas de outros. Os yogues preferem um sistema não-animal de alimentação, por dois motivos: razões de higiene e aversão dos orientais a comer a carne dos animais. Os estudantes yogues mais adiantados preferem uma alimentação de frutas, nozes, azeite de oliveira, etc., e uma forma de pão sem levedura, feito de trigo inteiro, isto é, de todo o trigo, trigo completo. E, quando viajam entre pessoas que seguem diferentes regras de alimento, não vacilam em adaptar-se às novas condições, em maior ou menor extensão, para não ser uma carga ao seu hospedeiro, sabendo que, segundo o plano yogue de mastigar o seu alimento lentamente, seus estômagos receberão bem o que eles comerem. Com efeito, algumas das iguarias mais indigestas das refeições modernas podem ser comidas sem temor, adotando-se o sistema acima mencionado.

E não escrevemos este capítulo com o espírito do yogue viajante. Não desejaríamos impor aos nossos estudantes regras arbitrárias.

O homem deve chegar a um método mais racional de alimentação, porém não deve ser repentinamente forçado a ele. É difícil adotar um sistema que exclua carne, se a carne animal foi usada durante toda a vida, e é difícil igualmente adotar uma lista diária de pratos crus, quando se comeu pratos cozidos durante toda a vida. Tudo quanto vos pedimos é que penseis um pouco sobre o assunto e que confieis em vosso próprio instinto, no tocante à escolha do alimento, utilizando a maior variedade possível. O instinto, se confiardes nele, usualmente vos fará selecionar o que necessitais para aquela refeição particular, e nós prefeririamos confiar no instinto, do que nos sujeitarmos a algum sistema de alimentação invariável. Comei de tudo o que vos agrade, de modo que mastigueis o alimento completa e lentamente, e adotai uma grande variedade dele para escolher.

Falaremos, neste capítulo, de algumas coisas que o homem razoável deve evitar, porém o faremos unicamente no sentido de um conselho geral. Na questão de não comer carne, cremos que a humanidade chegará a notar que tal comestível não é a sua alimentação adequada, mas julgamos que deve desenvolver-se até atingir esse sentimento, pois desejar os alimentos carnosos é quase tão prejudicial como comê-los. O homem deixará de desejar carne à proporção que se desenvolver; mas, até que chegue o tempo, nenhuma proibição forçada do hábito da carne lhe fará muito bem. Compreendemos que isto será considerado como heterodoxo por muitos dos nossos leitores, mas não podemos evitar este fato — as nossas afirmações serão comprovadas pela experiência.

Se os nossos estudantes estão interessados na questão das vantagens relativas das classes especiais de alimento, convém que leiam algumas das obras muito boas que foram escritas sobre o assunto, neste últimos anos. Analisem, porém, os diferentes lados da questão e evitem deixar-se levar pelas opiniões pessoais do autor, cujo livro estejam lendo. É instrutivo e interessante estudar o valor alimentício comparativo dos diferentes pratos de nossas mesas, e esse conhecimento gradualmente manifestará a tendência de adotar um sistema alimentício mais racional. Porém, tais mudanças devem ser o resultado de convicção e da experiência e não o mero capricho passageiro de alguma pessoa. Aconselhamos aos nossos estudantes que considerem se comem ou não demasiada carne; se utilizam na vida demasiada gordura; se comem suficiente fruta; se o pão de trigo completo não seria uma boa adição à sua refeição; se não são demasiado afeiçoados à pastelaria e aos pratos artificiais.

Se nos fosse pedido que déssemos uma regra geral sobre a alimentação, poderíamos dizer: "Comei alimentos variados; evitais os *quitutes* suculentos; não comais alimentos demasiadamente gordos; preveni-vos contra a frigideira; não comais demasiada carne; evitai principalmente a carne de porco e de vitelo; que vosso hábito de comer tenda para o simples, para o singelo, antes do que para os pratos muito elaborados; evitai com cuidado os pastéis; excluí de vossa lista as massas quentes; mastigai completa e lentamente, de acordo com o plano que vos demos; não tenhais temor ao alimento, pois se o comerdes como é devido, não vos causará dano, enquanto o não temerdes."

Acreditamos que é melhor que a primeira refeição do dia seja ligeira, pois, pela manhã cedo, há muito pouco gasto a reparar, devido a que o corpo esteve descansando toda a noite. Se for possível, fazei um pouco de exercício antes do almoço.

Se voltais ao hábito natural da mastigação conveniente, e experimentais a sensação que produz o comer como é devido, os apetites anormais que haveis adquirido desaparecerão e a fome natural voltará.

Quando a fome natural vos vier, o instinto será muito astuto para escolher o alimento e sentir-vos-ei inclinados justamente para aquilo que vos dará a nutrição de que tendes necessidade em qualquer momento particular. O instinto do homem é um bom guia, enquanto não tenha sido deturpado pelo abuso dos pratos absurdos, tão comuns nos dias atuais e que criam o falso apetite.

Se vos sentirdes "indispostos", não deveis ter medo de "suprimir" uma comida e dar ao estômago a oportunidade de livrar-se do que tem em si. Pode-se, sem perigo, passar sem comer um certo número de dias, embora não aconselhemos os jejuns prolongados. Acreditamos que, durante uma doença, é prudente dar um certo descanso ao estômago, para que a energia reparadora possa ir expulsar diretamente os desperdícios que causaram a moléstia. Notareis que os animais deixam de comer durante o tempo em que estão doentes, e permanecem deitados até que a saúde seja restabelecida, depois do que tornam às suas comidas. Podemos receber deles esta lição, com proveito considerável.

Não desejamos que os estudantes se tornem *meticulosos* em demasia com o alimento e que meçam, pensem e anilem cada bocado de alimento. Consideramos este método anormal e acreditamos que tal procedimento gera pensamentos de temor e enche a mente instintiva de toda espécie de idéias errôneas. Acreditamos que é muito melhor método usardes o juízo e as precauções comuns na seleção do alimento conveniente, e depois não vos preocupardes mais com o assunto, mas comerdes com o pensamento na nutrição e força em vossa mente, mastigando o alimento como explicamos e sabendo que a Natureza fará a sua obra.

Mantende-vos tão próximo à natureza quanto vos sejais possível, e que os seus métodos sejam a vossa bandeira e a vossa norma. O homem são e forte não teme o seu alimento, e o homem que quer ser são não devia temer coisa alguma. Mantende-vos alegres, respirai regularmente, comei regularmente, vivei regularmente, e não tereis ocasião de fazer uma análise química de cada bocado de alimento. Não tenhais temor de confiar no vosso instinto, porque, afinal, é o guia natural do homem.

CAPÍTULO XII

A IRRIGAÇÃO DO CORPO

Um dos princípios cardeais da Filosofia Hatha-Yoga da Saúde é o uso inteligente do grande dom da natureza para as coisas viventes — a água. Não devia ser necessário chamar a atenção dos homens para o fato de que a água é um dos grandes meios de manter a saúde normal; mas o homem chegou a ser a tal ponto escravo dos ambientes artificiais, hábitos, costumes, etc., que esqueceu já as leis da natureza. A sua única esperança é voltar à natureza. A criança conhece instintivamente o uso da água e insiste em ser provida dela; mas, à proporção que cresce afasta-se do hábito natural, e cai nas práticas errôneas das pessoas maiores que a rodeiam.

Isto é certo, especialmente para os que vivem nas grandes cidades, os quais acham desagradável apanhar a água quente das torneiras e assim se vão afastando gradualmente do uso normal da água. Tais pessoas formam, paulatinamente, novos hábitos de beber (ou não beber), e, tornando-se surdas aos pedidos naturais, acabam, finalmente, por não ser conscientes deles. Freqüentemente ouvimos alguém dizer: "Porém, por que havemos de beber água, se não temos sede?" Todavia, se elas tivessem seguido o caminho natural, *teriam* sede, e a única razão do porquê não ouvem os chamados da natureza é devido a que já faz muito tempo que se tornaram surdas a ela, e ela chegou a desanimar-se e já grita menos intensamente; além disso, os ouvidos mesmo cessaram de perceber as suas vibrações por estarem tão ocupadas com outras coisas.

É assombroso ver quanta gente desleixa este aspecto importante da vida. Muitos apenas bebem um pouco de líquido e chegam mesmo a dizer que não crêem que "seja bom para eles". Isto chegou a tal extremo que conhecemos um dos chamados "preceptores da saúde", que emitiu a assombrosa teoria de que a sede é uma "doença", e aconselha as pessoas contra o uso de todos os líquidos afirmando que o uso dêles é anti-natural. Não tentaremos discutir esses ensinos — a sua necessidade deve ser visível para qualquer que observe os hábitos de vida natural do homem e dos animais. Que o homem volva suas vistas para a natureza e verá tudo quanto o rodeia beber água, em todas as formas de vida, desde a planta ao mais elevado mamífero.

É tanta a importância que os yogues concedem ao uso mental da água, que a consideram um dos primeiros princípios da saúde. O yogue conhece que uma grande porcentagem de pessoas doentes o é em conseqüência da falta de água que o corpo requer. Da mesma forma que a planta tem necessidade de água e também do alimento derivado do solo e do ar para atingir um bom desenvolvimento, assim também o homem tem necessidade da quantidade necessária de líquidos para se manter são, ou recobrar a saúde no caso de havê-la perdido.

Quem pensaria em privar uma planta de água? E quem seria tão cruel que deixasse de proporcionar ao fiel cavalo a soma necessária de água? E, entretanto, o homem, mesmo dando à planta, ao animal aquilo que o seu bom-senso lhe ensina que precisam — priva-se a si próprio do líquido vivificador, e sofre a conseqüência, do mesmo modo que sofreria a planta e o cavalo em igualdade de condições.

Tende presente este exemplo da planta e do cavalo, quando considerardes a questão de beber água.

Vejamos que quantidade de água é utilizada no corpo, e depois veremos se estamos ou não vivendo uma vida normal a respeito.

Em primeiro lugar, 70% de nosso corpo físico é água! Uma certa quantidade desta água é usada pelo nosso sistema e sai do corpo constantemente, sendo que cada onça usada deve ser substituída por outra onça, se o côrpo quer ser mantido numa condição normal.

O sistema está constantemente segregando água pelos poros da pele, em forma de suor e transpiração. Suor é o termo aplicado a essa secreção, quando é eliminada tão rapidamente que se reúne e forma gotas. Transpiração é o termo aplicado, quando a água é contínua e inconscientemente evaporada da pele. A transpiração está se evaporando contìnuamente da pele e as experiências têm demonstrado que, quando é impedida, ocasiona a morte. Em uma das festividades da Roma antiga, uma criança foi coberta com um verniz dourado, da cabeça aos pés, a fim de representar um dos deuses, e a criança morreu antes que a envoltura dourada pudesse ser tirada, porque a transpiração não pôde penetrar a envoltura do verniz. A função da natureza foi interrompida e o corpo, sendo incapaz de funcionar devidamente — a alma lançou fora a sua envoltura carnal.

As análises químicas demonstram que o suor e a transpiração estão carregados dos produtos gastos do sistema — o lixo recusado pelo corpo — os quais, sem uma quantidade de líquidos suficiente no organismo, permaneceriam no corpo, envenenando-o e acarretando, como conseqüência, a doença e a morte. O trabalho reparador do corpo continua constantemente; os tecidos destruídos e gastos são eliminados e substituídos por material novo que é extraído do sangue, o qual, por sua vez, o absorve da nutrição do alimento. Estes resíduos devem ser eliminados do corpo, e a natureza é muito minuciosa para livrar-se deles — não quer imundícies no sistema. Se fosse permitida a permanência destes resíduos no sistema, converter-se-íam em veneno e seriam um foco de condições insalubres — serviriam de lugar de cultura e solo fértil para germes, micróbios, bactérias e todo o restante da família. Os germes não são um grande obstáculo para um organismo limpo e são; mas, deixai que se aglomerem numa dessas pessoas que odeiam a água e vereis que o seu corpo se enche de resíduos e imundícies que não eliminou, dando ensejo a que os germes se estabeleçam nele. Teremos alguma coisa mais a dizer a este respeito, quando chegarmos ao assunto dos banhos.

A água desempenha uma parte muito importante na vida diária do Hatha-Yogue. O yogue usa-a interna e externamente. Usa-a para conservar-se e demonstra o seu valor para produzir condições de saúde, onde a doença tenha alterado o funcionamento natural do corpo. Trataremos do uso da água em várias partes deste livro. Desejamos imprimir na mente de nossos estudantes a importância do assunto, pedindo-lhes que não o passem por alto por ser tão simples. De dez leitores, sete têm necessidade deste conselho. Não o passeis por alto. *Isto significa vós mesmos.*

A transpiração e o suor são necessários também para dissipar, por evaporação, o excessivo calor corporal, rebaixando assim a temperatura do corpo a um grau normal. A transpiração e o suor ajudam também (como expusemos) a expulsar do sistema os produtos gastos — sendo, de fato, a pele um órgão suplementar dos rins. E sem água, a pele seria, naturalmente, incapaz de efetuar esta função.

O adulto normal segrega, em vinte e quatro horas, na forma de suor e de transpiração, de meio litro a um litro de água, mas os homens que trabalham em fundições, etc., segregam quantidades muito maiores. Pode-se resistir a um grau muito maior de calor numa atmosfera seca do que em uma úmida, porque, na primeira, a transpiração é evaporada tão rapidamente que o calor se dissipa mais rápida e facilmente.

Uma grande quantidade de água é exalada pelos pulmões. Os órgãos urinários dão passagem a uma grande quantidade para realizar as suas funções, sendo a quantidade expelida pelo adulto normal, aproximadamente de um litro e meio em cada vinte e quatro horas. E tudo isto tem que ser substituído para manter em boa marcha o maquinismo físico.

A água é necessária pelo sistema para diversos fins. Um deles (como dissemos acima) é neutralizar e regularizar a combustão que constantemente se produz em nossos corpos, proveniente da ação química do oxigênio, extraído do ar pelos pulmões, ao pôr-se em contato com o carbono produzido pelo alimento. Esta combustão, comunicando-se a milhões de células, produz o calor animal. A água, passando através do sistema, regula esta combustão, para que ela não chegue a ser intensa em demasia.

A água também é usada pelo organismo como um condutor vulgar. Ela flui pelas artérias e veias, e conduz os corpúsculos do sangue e os elementos de nutrição às várias partes do corpo, para que possam ser usados no processo construtor que descrevemos. Sem líquidos no sistema, a quantidade de sangue deve diminuir. Na viagem de regresso do sangue pelas veias, os líquidos apanham a matéria gasta (muita da qual seria um verdadeiro veneno se se lhes permitisse permanecer no sistema) e a levam ao organismo excretor dos rins, aos poros da pele e aos pulmões, onde os venenos, materiais mortos e gastos do sistema são lançados fora. Sem líquido suficiente, esta obra não poderia ser executada da forma pela qual a natureza a determinou. E — este assunto é mais importante — sem água suficiente, as porções não aproveitadas do alimento — as cinzas do sistema — não poderiam ter suficiente umidade para passar com facilidade pelo cólon e sair do corpo, e o resultado seria a prisão de ventre, com todos os males que a acompanham. Os Yogues sabem que a maior parte dos casos de prisão de ventre crônica nasce desta causa — e também que a maior parte dos caso de prisão de ventre crônica pode ser rapidamente curada, voltando ao hábito natural de beber água. Dedicaremos um capítulo especial a este assunto, porém desejamos dirigir a atenção do leitor para a sua importância tão freqüentemente quanto seja possível.

Sim, uma quantidade suficiente de água é necessária para ajudar a devida estimulação e circulação do sangue, na eliminação dos produtos gastos pelo sistema — e na assimilação normal da nutrição.

As pessoas que não bebem água em suficiente quantidade, quase que invariavelmente têm deficiência na sua provisão de sangue — freqüentemente têm o aspecto de criaturas exangues — pálidas, lívidas e anêmicas. A sua pele é, muitas vezes, seca e febricitante, e transpiram pouco. Têm uma aparência doentia e nos fazem lembrar uma planta que tivesse necessidade de uma boa irrigação para tornar-se robusta e normal. Quase sempre sofrem de prisão de ventre — e a prisão de ventre traz consigo um milheiro de outras desordens, como vo-lo demonstraremos em outro capítulo. Seus intestinos delgados, ou o cólon, estão sujos, e o sistema está continuamente absorvendo os detritos aí armazenados e esforçando-se em libertar-se deles por meio de uma respiração impura; transpiração sudorífera e forte, e urina anti-natural.

Isto não é uma leitura agradável, mas é necessário usar palavras claras, quando chamamos a vossa atenção para estas coisas. E tudo isto por falta de um pouco d'água -- consiste nisso. Vós que pondes tanto cuidado em manter-vos exteriormente limpos, consentis em estar sujos por dentro.

O corpo do homem tem necessidade de água em todas as suas partes internas. Tem necessidade de irrigação constante, e se essa irrigação lhe é negada, os corpos sofrem da mesma forma que sofre a terra, se lhe é negada a provisão natural de água. Cada célula, tecido e órgão tem necessidade de água para estar são. A água é um dissolvente universal e dá ao sistema capacidade para assimilar e distribuir a nutrição obtida do alimento e libertar-se dos produtos gastos do sistema. Freqüentemente se diz que "o sangue é a vida", e se isto é assim — de que modo deve chamar-se a água? — porque sem a água o sangue seria pó.

A água também é necessária para que os rins possam levar a termo a sua tarefa, executar suas funções de expulsar a uréia, etc. É necessária para ser transformada em saliva, bílis, suco pancreático, sucos gástricos e todos os outros valiosos sucos do sistema, sem os quais a digestão seria impossível. Suprimi a vossa provisão de líquidos e diminuireis a vossa provisão de todas essas coisas necessárias. Compreendeis isto?

Se duvidais destes fatos, considerando que são apenas teorias dos yogues, não tendes mais do que reportar-vos a qualquer boa obra científica sobre fisiologia, escrita por qualquer das autoridades ocidentais sobre o assunto. Encontrareis que tudo quanto temos dito a este respeito é completamente corroborado por eles. Um fisiólogo ocidental, bem conhecido, disse que existe tanta água nos tecidos de um sistema normal, que se pode estabelecer como um axioma que todos os organismos vivem na água". E se não há água, não pode haver vida, nem saúde.

Já vos foi dito que os rins segregam cerca de um litro e meio de urina em vinte e quatro horas, que é expulsada do sistema, levando em dissolução, produtos gastos e venenosos, substâncias químicas que foram reunidas pelos rins, recebidas pelo sistema. Em adição a isso, vos explicamos que a pele segrega de meio a um litro d'água, em forma de suor e transpiração, no mesmo período de tempo. Além disso, há uma quantidade moderada (de 300 a 500 gramas, termo médio) expelida pelos pulmões, na exalação, durante o mesmo período de tempo. Além disso, ainda uma certa quantidade é expelida com as excreções intestinais. E uma pequena quantidade é eliminada do sistema em forma de lágrimas e outras excreções do corpo. Agora — quanta água é necessária para renovar este gasto? Vejamo-lo. Uma certa quantidade de líquidos é recebida no sistema com as comidas, principalmente quando se come certa classe de alimentos. Mas esta é, relativamente, uma pequena parte da que foi eliminada pelo sistema em suas funções purificadoras. As melhores autoridades estão de acordo em que se devem tomar de 2 a 3 litros de água diariamente, como sendo a soma normal necessária para o termo médio dos homens e mulheres normais, para repor o gasto. Se essa soma não é dada ao corpo, ele retirará líquidos do sistema até que a pessoa assuma esse estado de "sequidão" de que falamos, com a conseqüência de que todas as funções físicas ficam alteradas, sendo as pessoas "ressecadas", tanto interior como exteriormente — privando-se ao maquinismo do corpo do seu material lubrificador e purificado.

Dois litros diários! Pensai nisso vós que haveis estado bebendo meio litro e ainda menos por dia! Estranha-vos serdes incomodado por toda espécie de doenças corporais. Não vos admireis se vos encontrais dispépticos, constipados, exangues, nervosos e com toda espécie de males. Vossos corpos estão cheios de toda classe de substâncias venenosas que a natureza não pôde eliminar e expulsar através dos rins e da pele, porque lhe recusastes a sua provisão de água. Não estranheis que o vosso cólon esteja cheio de resíduos endurecidos que estão envenenando o vosso sistema e que a natureza não foi capaz de lançar fora de maneira regular, porque não lhes destes a água necessária, com a qual ela limpasse os seus desaguadouros. Não estranheis que a vossa saliva e o suco gástrico estejam deficientes — como podereis supor que a natureza possa manufaturá-los, sem água suficiente? Não estranheis que o vosso sangue seja pobre em quantidade — onde supondes que a natureza há de ir buscar líquidos para fazer sangue? Não vos assombreis de que os vossos nervos estejam alterados como todo este caminho anormal. Pobre natureza! Ela faz o melhor que pode, ainda mesmo quando vos fazeis de loucos. Tira ela um pouco de água do sistema para que o maquinismo não deixe inteiramente de funcionar, mas não se atreve a extraí-lo em demasia — porque então se comprometeria. Ela faz justamente o que vós mesmos faríeis, se a água do manancial estivesse prestes a esgotar-se — procuraríeis com pouca água fazer a obra de muita, e ficaríeis contentes em fazer as coisas, quando mais não fosse, pela metade.

Os yogues não temem beber uma quantidade suficiente de água diariamente; não temem "enfraquecer o sangue", como algumas dessas pessoas "pele-e-ossos". A natureza eliminaria a quantidade excessiva, se fosse absorvida, muito fácil e rapidamente. Eles não anseiam a "água gelada" produto anti-natural da civilização (?) — a sua temperatura favorita é de uns 60 graus. Bebem quando têm sede e possuem uma sede normal que não precisa ser restaurada como o das pessoas "pele e ossos". Bebem freqüentemente, mas, notai isto: *não bebem grande quantidade de uma só vez.* Não *vertem* a água no estômago, pois acreditam que tal proceder é anti-natural, anormal e prejudicial. Bebem em pequenas quantidades, se bem que com freqüência, durante o dia. Quando estão trabalhando, têm próximo de si um copo d'água e tomam goles dela a miúdo.

Aqueles que descuidam os seus instintos naturais durante muitos anos, esqueceram quase o hábito de beber água e precisam de uma prática considerável para recobrá-lo. Uma pequena prática, em breve, começará a criar um pedido de água e, com o tempo, recobrareis a sede natural. Um bom método é terdes próximo de vós um copo d'água e, ocasionalmente, beberdes um gole, pensando, ao mesmo tempo: "Estou dando ao meu corpo os líquidos de que tem necessidade para fazer a sua obra regular e ele responderá, devolvendo-me as condições normais — dando-me boa saúde e força e fazendo-me um homem são, forte e natural".

Os yogues bebem um copo d'água, logo antes de deitar-se, à noite. Esta água é apropriada pelo sistema e usada na limpeza do corpo, durante a noite, sendo os produtos gastos excretados pela manhã, com a urina. Bebem também um copo d'água imediatamente após o levantar-se, pela manhã, levando em conta a teoria de que a água, bebida antes de comer, limpa o estômago e lava os sedimentos e detritos, detidos durante a noite. Usualmente, bebem um copo, regulando uma hora antes de cada comida, praticando, em seguida, algum exercício moderado, porque isto prepara o aparelho digestivo para a comida e promove a fome natural. Não têm medo de beber um copo d'água mesmo durante a comida (imaginai o horror de algum desses "preceptores da saúde", quando lerem isto), mas têm o cuidado de não "lavar" o seu alimento com água. Lavando o alimento com água, não somente diluis a saliva, como engulis o alimento imperfeitamente ensalivado e mastigado — fazendo-o descer ao estômago antes da sua preparação natural — em oposição ao método yogue da mastigação do alimento (vede o capítulo sôbre o mesmo). Os yogues acreditam que somente dêste modo a água é prejudicial à comida, e — apenas pelas razões dadas êles bebem uma pequena quantidade em cada comida, para amolecer a massa alimentícia no estômago, e essa pouca quantidade não enfraquece a fôrça do suco gástrico, etc.

Muitos de nossos leitores estão familiarizados com o uso da água quente como um meio de limpar o estômago sujo. Nós aprovamos o seu uso, dêste modo, quando fôr necessário, mas acreditamos que, se os nossos estudantes seguirem cuidadosamente o método yogue de vida, tal como se dá neste livro, não terão estômagos sujos que tenham necessidade de limpeza — os seus estômagos serão bons e sãos. Como passo preliminar para o sistema racional de comer, o doente achará que a água quente é vantajosa, usada dêste modo. O melhor modo é tomar um meio litro sorvendo-o lentamente, pela manhã antes do almôço, ou uma hora antes das comidas. Isto excitará uma ação muscular nos órgãos digestivos, o que tenderá a fazer sair do sistema a matéria suja nêle armazenada e que a água quente amoleceu e diluiu. Mas isto é apenas um expediente temporal. A natureza não prefere água quente como bebida permanente e a água na temperatura vulgar é tudo quanto ela requer, estando com saúde — e ela o que quer é manter a saúde — mas, quando esta foi perdida por desobedecer às suas leis, a água quente é uma coisa boa para limpar a casa antes de reassumir os hábitos naturais.

Teremos mais alguma coisa a dizer a respeito do uso da água no banho, aplicação exterior, etc., em outras partes dêste livro — êste capítulo é dedicado às suas aplicações internas.

Em adição às propriedades, usos e emprego da água, como acima foi dito, ajuntaremos que a água contém prana em consideráveis quantidades, uma porção do qual é apropriada pelo sistema, principalmente se o sistema o pede e o extrai. Freqüentemente, sente-se a necessidade de um copo d'água como estimulante — a causa é que, por alguma razão a provisão normal de prana diminuiu — e a natureza, reconhecendo que pode obter prana, rapida e facilmente, da água, faz o pedido. Todos vós recordais como, algumas vezes, um copo d'água fresca agiu como um estimulante poderoso e vos "animou", habilitando-vos para voltar à vossa obra com renovado vigor e energia. Não esqueçais a água, quando vos sentirdes "cansados". Usai-a em relação com a respiração yogue e ela vos dará renovada energia, mais rapidamente do que qualquer outro método.

Ao sorver a água, deixai-a permanecer na boca um momento, antes de tragá-la. Os nervos da língua e da boca são os primeiros (e os mais rápidos) em absorver o Prana, e este meio será de utilidade, muito principalmente quando se está cansado. Isto é digno de ser recordado.

CAPÍTULO XIII

AS CINZAS DO SISTEMA

Não será este um capítulo agradável para os que, dentre vós, estiverem ainda ligados às antigas noções da impureza do corpo, ou de alguma parte dele — se tal coisa pode dar-se entre os nossos estudantes. Àqueles que preferem ignorar a existência de certas funções importantes do corpo físico e experimentam uma sensação de vergonha ao pensar que certas funções físicas são uma parte de sua vida diária, não lhes agradará este capítulo e até serão capazes de considerá-lo como uma mancha no livro — uma coisa que devia ser omitida — alguma coisa que devíamos ignorar. A estes poderíamos dizer que não vemos utilidade (mas, ao contrário, muito prejuízo) em seguir a política do avestruz da velha história, o qual, temendo aos seus caçadores, meteu a cabeça na areia, e apartando da vista aquilo que temia, esquecia a sua existência, até que estes chegavam e o capturavam. Nós temos tal respeito por todo o corpo humano e todas as suas partes e funções, que não podemos ver nada impuro ou "desagradável" nele. E não podemos ver outra coisa além da ignorância nos que recusam discutir è considerar as aludidas funções ou quaisquer outras.

O resultado desta política convencional de esquivar os assuntos desagradáveis, tem sido que muitos membros da raça estão sofrendo de doenças e má saúde, produzida por esta loucura. A muitos dos que lerem este capítulo, o que dizemos lhes chegará como uma revelação — outros que conhecem já o que dizemos, darão as boas-vindas à proclamação da verdade deste livro, sabendo que muitos serão beneficiados por se lhes haver chamado a atenção para ela. Nós nos propomos dar-vos um explicação clara acerca das cinzas do sistema — os desperdícios expulsos do corpo.

Que tal explicação é necessária, está evidenciado pelo fato de que, pelo menos as três quartas partes da gente moderna está sofrendo, em maior ou menor grau, de prisão de ventre e de seus funestos resultados. Isto é completamente contrário à natureza, e a causa pode ser tão facilmente abandonada, que apenas pode alguém imaginar como é permitido continuar este estado de coisas. Só pode haver uma resposta: —- ignorância da causa e da cura. Se pudermos ajudar à obra de extirpar este castigo da raça e restaurar, assim, as condições normais, fazendo que as pessoas tornem à natureza, não nos importará a expressão de desgosto refletida na fisionomia daqueles que olharem este capítulo e voltarem o rosto para algum assunto mais agradável — exatamente esses são os que têm necessidade destes conselhos, mais do que qualquer outro de nossos leitores.

Aqueles que leram o capítulo deste livro que trata dos órgãos digestivos recordarão que deixamos o assunto no ponto em que o alimento estava no intestino delgado, sendo absorvido e apropriado pelo sistema. O nosso próximo ponto será de considerar os que chegam a ser os produtos-resíduos do alimento depois que o sistema se tenha apropriado de toda nutrição que ele lhe pode dar — o material que não pode usar.

Aqui será oportuno dizer também que aqueles que seguiram o plano yogue de comer o seu alimento pela forma dada em outros capítulos, terão uma soma muito menor destes resíduos, do que o comum dos que permitem que o alimento chegue a seu estômago apenas parcialmente preparado para a digestão e a assimilação. O comum das pessoas desperdiça pelo menos a metade do que come — a matéria resíduo daqueles que seguem o processo yogue é comparativamente menor e muito menos ofensiva que a da generalidade de outras pessoas.

Para compreender o nosso assunto, devemos lançar um olhar aos órgãos do corpo que se relacionem com ele. O intestino grosso do "cólon" (a tripa grossa) é a parte do corpo que deve ser considerada. O cólon é um canal grosso, de cinco pés de extensão, aproximadamente, que, ascendendo da parte inferior direita do abdômen, passa pela parte superior até chegar ao lado esquerdo, descendo novamente pelo lado inferior esquerdo, onde faz uma espécie de volta ou curva, tornando-se menor e terminando no reto ou saída dos desperdícios do sistema.

O intestino delgado esvazia-se no cólon por meio de um pequeno alçapão colocado na parte direita inferior do abdômen; este alçapão está preparado de tal modo que permite à matéria sair, mas não lhe permite voltar. O apêndice vermiforme, o lugar da apendicite, está situado justamente abaixo desta entrada. O cólon eleva-se em linha reta pelo lado direto do abdômen, em seguida faz uma curva e passa direto ao lado superior esquerdo; depois desce em linha reta à parte inferior do lado esquerdo, onde se encontra a torcedura particular ou curva, chamada "flexura sigmóide", depois da qual se encontra o reto ou pequeno canal que conduz ao ânus, abertura do corpo, pela qual saem os resíduos do sistema.

O cólon é um grosso canal de esgoto pelo qual deveriam passar livremente os resíduos do sistema. A natureza quer que estes resíduos sejam eliminados rapidamente, se o homem, no seu estado natural, da mesma forma que os animais, não faz demorar por muito tempo esta eliminação necessária, mas, à proporção que o homem se vai civilizando, encontra inconvenientes para fazê-lo assim e faz-se surdo aos chamados da natureza, até que, por fim, ela cansa-se de chamar a sua atenção para o assunto e, abandonando-o, vai atender a algum de seus outros menores deveres. O homem ajuda este estado de coisa anormal e anti-natural, pela sua negligência em beber suficiente água e não somente não dá ao cólon os líquidos necessários para umedecê-lo devidamente, amolecendo e soltando a matéria gasta para que abandone o sistema, como até chega a deixar o seu corpo tão falto de líquidos, que a natureza, no seu desespero, extrai, através das paredes do cólon, a água que já havia dado para seu uso — não podendo obter água limpa para realizar a sua obra, vê-se obrigada a usar água suja.

Imaginai o resultado! Não permitindo o descuido do homem passagem franca e esta matéria recusada do cólon, dá origem à prisão de ventre, que é a causa de inumeráveis casos de má saúde, cuja verdadeira causa não é suspeitada geralmente. Muitas pessoas que, diariamente, fazem um movimento intestinal, estão realmente sofrendo prisão de ventre, ainda que não saibam. As paredes do cólon estão incrustadas de matéria gasta e endurecida, parte da qual permanece ali há muitos dias, ficando uma pequena abertura no centro da massa, que somente deixa passar o absolutamente indispensável. A prisão de ventre significa um estado no qual o cólon não está perfeitamente limpo e livre da matéria fecal endurecida.

Um cólon cheio, ou parcialmente cheio, com matéria fecal velha, é um manancial de veneno para todo o sistema. O cólon tem paredes que absorvem o seu conteúdo. A prática médica demonstra que a nutrição injetada no cólon é rapidamente absorvida e levada ao sangue. As drogas injetadas, da mesma forma chegam a outras partes do sistema. E como antes dissemos, a parte líquida da matéria fecal é absorvida pelo sistema, sendo usada a água suja na obra da natureza, devido à escassez de líquidos mais puros no sistema. É quase incrível o longo tempo que a matéria fecal permanece num cólon obstruído. Recordam-se casos nos quais, ao limpar-se o cólon, encontraram-se, no meio da massa da matéria fecal, caroços de cerejas, etc., comidos meses antes.

Os purgantes não desalojam esta velha matéria fecal, mas simplesmente fazem despreender-se o que está no estômago e no intestino delgado, fazendo-o passar através da pequena abertura da matéria fecal endurecida, com a qual estão revestidas as paredes do cólon, quando está muito obstruído.

Em algumas pessoas, o cólon está obstruído com excrementos endurecidos quase tão sólidos como o carvão a tal ponto que os seus abdômens ficam inchados e duros. Estes antigos desperdícios chegam, algumas vezes, a ser tão sujos, que são um campo de gestação para lombrigas e até para guzanos, estando o cólon repleto dos seus ovos. A matéria gasta ou excremento que, no intestino delgado passa ao cólon, é uma substância pastosa; e se os intestinos estão limpos e os movimentos são naturais, deverá sair do sistema num estado um pouco mais sólido e de uma cor clara.

Quanto mais tempo a matéria fecal é detida no cólon mais dura e mais seca se torna, e mais escura é a sua cor. Quando não se bebem suficientes líquidos e os chamados da natureza são desatendidos, à espera de mais oportuno momento para atendê-los e depois são esquecidos, realiza-se o processo de ressequidão e endurecimento. Quando, depois, tem lugar o movimento, apenas uma parte da matéria fecal é deposta, ficando o resto obstruindo o cólon.

No dia seguinte, mais um pouco é agregado e assim sucessivamente, até manifestar-se um caso de prisão de ventre crônica com todas as suas más conseqüências, tais como a dispepsia, a biliosidade, as moléstias do fígado e dos rins e — numa palavra — todas as moléstias são estimuladas e muitas delas diretamente causadas por esta condição suja do cólon. A metade dos casos das moléstias femininas são causadas ou agravadas por esta condição.

A absorção pelo sangue da matéria fecal do sistema é ocasionada de duas maneiras: primeiro, o desejo e a necessidade de líquidos, que o corpo experimenta; segundo, um esforço desesperado da natureza para expulsar os resíduos pela pele, pelos rins e pelos pulmões. A transpiração e a respiração impura são, freqüentemente, causadas por este esforço da natureza para libertar-se daquilo que deveria ter passado pelo cólon. A natureza reconhece a grande fonte de perigo em deixar permanecer esta massa suja no sistema e, por isso, recorre ao meio desesperado de expulsá-la de outro modo, correndo o risco de envenenar o sangue e o corpo, com tal prática. A melhor prova do número de males e doenças causadas por este estado anti-natural do cólon é que, quando a causa é eliminada, a pessoa começa a suspeitar muitos males que, aparentemente, não têm relação com a causa.

Em acréscimo ao fato de que as moléstias são causadas e estimuladas por este estado do cólon, podemos citar o fato de que uma pessoa está muito mais exposta a contrair moléstias contagiosas, tais como a febre tifóide, etc., pela razão de que um cólon descuidado oferece excelente local para a cultura dos germes destas moléstias. Com efeito, o homem que mantém o seu cólon limpo e são, é de crer que corra muito pouco o risco de adquirir moléstias desta classe. Pois bem: imaginai qual deve ser o resultado, quando *trazemos uma cloaca no nosso interior* — é de admirar que as doenças, ocasionadas pelas condições externas sujas, prosperem também no interior do corpo em iguais condições? Usai um pouco de raciocínio, amigos.

Agora que dissemos o bastante para chamar a vossa atenção para o local de muitas moléstias (poderíamos encher centenas de páginas, com considerações ainda de mais peso sobre o assunto), estareis, talvez, em condições de perguntar:

"Bem, creio que tudo isto seja certo e que explica grande parte de tudo quanto tem-me estado incomodando; porém — que devo eu fazer para livrar-me desta má condição e recuperar e manter a saúde normal a este respeito?"

Muito bem, a nossa resposta é a seguinte:

"Primeiro, livrai-vos da acumulação anormal de sujeira, depois, mantende-vos asseados, limpos e sãos, seguindo as leis da natureza. Procuraremos ensinar-vos como podeis fazer ambas as coisas."

Se o cólon se está obstruindo apenas ligeiramente com matérias fecais endurecidas, podemo-nos livrar delas aumentando os líquidos, estimulando os movimentos regulares e tratando a inteligência das células do estômago (como mais tarde será descrito). Mas, como a metade das pessoas que estão mentalmente formulando esta pergunta tem o cólon mais ou menos cheio de matéria fecal antiga, endurecida, compacta, de cor quase verde, que, desde há meses, permanece ali, devemos dar-lhes um remédio mais radical. Como a moléstia foi sendo adquirida proporcionalmente ao seu afastamento da natureza, devemos, de algum modo, ajudar a natureza a restabelecer as condições perdidas para que ela possa ter, mais tarde, um cólon limpo, com o qual possa trabalhar. Iremos ao reino animal buscar um exemplo.

Há muitos séculos, os naturais da Índia notaram que certos pássaros da família do íbis — pássaros de longo bico — regressavam de suas viagens ao interior numa condição lastimosa, o que era devido a terem comido algum grão muito indigesto ou então a terem estado onde não havia água para beber — ou ambas as coisas ao mesmo tempo. Estes pássaros chegaram aos rios numa condição de prostração completa, tão fracos que apenas podiam voar. Os pássaros enchiam o bico de água do rio e, depois, introduzindo-o no reto, injetavam a água no intestino, sentindo-se aliviados em poucos momentos. Repetiam isso várias vezes, até que o intestino deles ficava completamente vazio; depois, deitavam-se a descansar por alguns minutos, até que a sua vitalidade era recuperada e, em seguida, depois de beberem livremente no rio, podiam voar tão fortes e ativos como sempre.

Os chefes e sacerdotes das tribos, notando este fato e o seu admirável efeito nos pássaros, começaram a raciocinar sôbre o assunto, e, finalmente, alguém sugeriu que tal meio podia ser aplicado com utilidade em alguns dos anciãos, os quais, em razão de sua inatividade e hábitos sedentários, estavam com o ventre obstruído, por se haverem afastado dos planos normais da natureza. Imaginaram construir um utensílio primitivo, parecido com uma seringa, de cana, com uma espécie de tubo adequado, com o qual injetavam água fervida do rio nos intestinos do ancião que sofria daquela moléstia. Os resultados foram admiráveis — o ancião readquiria uma nova provisão de vida, recebia, de novo, esposas jovens e entrava outra vez no trabalho ativo da tribo, reassumindo a sua posição de chefe da mesma, com admiração dos homens mais moços, que já haviam considerado o veterano como fora de combate. Os anciões de outras tribos, ao conhecerem o sucesso, começaram a ir carregados aos ombros dos homens moços — e conta-se que regressaram a suas casas por si mesmos.

De todas as narrações chegadas até nós, se deduz que estas injeções primitivas deviam ter tido um caráter muito enérgico, porque falam do uso de "galões de água", não se dando por terminado o tratamento enquanto o cólon do ancião não estivesse completamente limpo e numa condição tal que não desse mais venenos ao sistema. Mas nós não somos partidários desse tratamento heróico — não somos selvagens, recordai-o.

Sim, a condição anormal exige um auxílio temporário para ajudar a natureza na expulsão desta acumulação imunda do cólon. E o melhor modo de livrar-se dela uma vez por todas é seguir o exemplo da íbis e do velho indígena hindu, com o auxílio dos aparelhos aperfeiçoados do século XX.

Tudo quanto se precisa é uma seringa de borracha de baixo preço. Se dispuserdes de um irrigador será muito melhor, mas uma seringa de borracha, de pouco preço, fará a mesma obra. Tomai meio litro de água bem quente — tão quente quanto a mão possa suportar comodamente. Injetai a água no intestino com a seringa. Depois, mantende a água no cólon durante alguns minutos e, em seguida, deixai-a sair. À noite é melhor hora para fazer isso.

Na noite seguinte, tomai um litro de água quente e usai-a do mesmo modo. Depois, descansai uma noite e, na seguinte, usai litro e meio; depois deixai passar duas noites e, na terceira, ensaiai com dois litros. Gradualmente adquirireis prática para reter esta quantidade de água no cólon, sendo as quantidades maiores muito boas para limpar a matéria velha; e as menores, para arrastar os fragmentos desprendidos e geralmente para desalojar e esmiuçar a massa endurecida.

Não tenhais medo dos dois litros. O vosso cólon pode conter muito mais, e algumas pessoas usam injeções de quatro litros, mas nós consideramos isso excessivo. Dai uma massagem no abdômen antes e depois de cada injeção e praticai a respiração completa yogue, depois de terminá-la, com o fim de vos estimulardes e, geralmente, igualar a circulação.

O resultado destas injeções não lisonjeará os gostos estéticos do vulgo, mas a questão é livrar-se da sujeira uma vez por todas. Os conteúdos do cólon, expulsos por estas injeções iniciais, são freqüentemente da mais feia e desagradável natureza, mas por certo que é muito melhor ter esta matéria fora do corpo, do que nele — é exatamente tão imunda tanto quanto está dentro, como quando está fora do nosso corpo.

Conhecemos casos nos quais saíam do corpo pedaços de material fecal duros e verdes como cobre corroído, e a fetidez que produzia era tal como para dar a prova mais cabal do perigo ao qual havia estado exposto o sistema pela sua retenção.

Não, esta não é uma leitura agradável, mas é necessária para fazer-vos compreender a importância desta limpeza interna. Verificareis que, durante a semana em que estiverdes limpando o cólon, tereis pouco ou nenhum movimento natural dos intestinos. Não vos assusteis por isto, porque é motivado pela água que desaloja o que, ordinariamente, seria evacuado como supérfluo. Alguns dias depois de haver terminado o processo de limpeza, começareis a voltar aos movimentos naturais e normais.

Agora é oportuno chamar a vossa atenção para o fato de que não estamos defendendo o uso continuado da seringa — nós não o consideramos um hábito natural, nem vemos a sua necessidade, pois acreditamos que, se persistir nos hábitos naturais, isto fará que qualquer indivíduo recupere o movimento normal dos intestinos, sem o uso de nenhum auxílio externo. Defendemos a seringa unicamente para limpar acumulações passadas.

Não vemos prejuízo no uso da seringa uma v
como medida preventiva da repetição das antigas condi
várias escolas que ensinam e defendem o uso da sering
um dever diário. Não estamos de acordo com elas, porq
nosso lema é: "Voltar à natureza" e acreditamos que a na
reza não pede este uso diário da seringa.

Os yogues acreditam que a água bem pura e fresca e um hábito regular de ir à privada, e um pouco de *conversação* com os intestinos, farão tudo o que é necessário para nos livrar da prisão de ventre.

Quando tenha decorrido uma semana de tratamento com a seringa (e mesmo antes desse tempo), começai o uso normal de beber água, como explicamos em nosso capítulo sôbre esse assunto.

Bebei os dois litros de água por dia e depois verificareis quanto melhor vos achais. Então começai o hábito de ir à privada diariamente, à mesma hora, mesmo não sentindo desejo disso.

Gradualmente, estabelecereis o hábito e é agradável à natureza adquirir hábitos. Além disso, podereis realmente ter necessidade de uma evacuação e não serdes consciente disso, porque mataste as vossas células nervosas pela repetida negativa em atendê-la e agora tendes que começar de novo outra vez.

Não vos esqueçais disto — isto é simples mas é eficaz.

Achareis conveniente dar-vos a vós mesmos auto-sugestões enquanto tomais o vosso copo d'água. Dizei a vós mesmo: "Estou bebendo esta água para prover ao meu corpo dos líquidos de que tem necessidade. Ela fará que os meus intestinos se movam mais livre e regularmente, como a natureza o dispôs". Conservai na mente a idéia daquilo que quereis realizar e podereis obter o resultado mais rapidamente.

Agora, falaremos de uma idéia que poderá parecer-vos absurda, a não ser que compreendais a filosofia que existe nela ocultamente. (Dir-vos-emos, agora, como fazê-la e da filosofia vos falaremos noutro capítulo). Isto consiste em *conversas com os intestinos.* Dai no abdômen (seguindo as linhas do cólon) várias pancadazinhas suaves com a mão, e dizei-lhe (sim, falai-lhe): "Escuta, Cólon, dei-te uma boa limpeza e te pus limpo e fresco — estou a dar-te os líquidos de que tens necessidade para fazeres o teu trabalho como é devido — estou cultivando um hábito regular para dar-te a oportunidade de fazeres o trabalho — portanto, toca a trabalhar". Batei de leve a região do cólon várias vezes, dizendo: "E agora, Cólon, toca a trabalhar". E haveis de ver que o cólon o *fará*.

Isto, provavelmente, parecer-vos-á um brinquedo de criança — mas logo compreendereis o seu sentido, quando lerdes o capítulo sobre a direção involuntária. É simplesmente um modo simples de levar a termo um feito científico — um meio prático de pôr em atividade uma força poderosa.

Agora, amigos, quer tenhais ou não sofrido de prisão de ventre, achareis de muito valor o conselho anterior. A sua prática fará reaparecer as faces rosadas, a cútis formosa — fará desaparecer a lividez, essas línguas sujas, essa respiração fétida, essas moléstias do fígado desaparecerão e todo o resto da família de sintomas produzidos por um cólon obstruído — essa imundície detida, que estava envenenando o corpo.

Ensaiai este plano e começareis a gozar a vida e a ser naturais, limpos e sãos. E agora, para terminar, enchei o vosso corpo de água límpida, clara, fresca e brindai conosco: "Eis aqui e a saúde e a sua força", e ao mesmo tempo que a bebeis lentamente, dizei a vós mesmos: "Esta água me dá a saúde e a força — é tônico próprio da natureza."

CAPÍTULO XIV

RESPIRAÇÃO YOGUE

A vida depende plenamente do ato de respirar.

Respirar é viver.

Por mais que possam estar em desacordo sobre detalhes de teoria e terminologia, os orientais e ocidentais admitem estes princípios fundamentais.

Respirar é viver, e não há vida sem respiração. Não somente os animais superiores baseiam a vida e a saúde no respirar; como também as formas mais inferiores, inclusive as plantas, que devem a sua existência ao ar.

A criança faz uma longa e profunda inspiração, retém-na um momento para extrair dela as propriedades vitais e a exala num lento vagido, e assim começa a sua vida na terra. O ancião dá um fraco suspiro, e cessa de respirar e a vida chegou ao seu termo. Desde o suave sopro da criança até o último suspiro do moribundo, se desenvolve uma longa história de ininterruptas respirações.

A respiração pode considerar-se como a mais importante das funções do corpo, porque dela dependem, indubitavelmente, todas as outras. O homem pode viver algum tempo sem comer; um pouco menos sem beber; mas, sem respirar, a sua existência não pode continuar além de pouquíssimos minutos.

O homem depende não somente da respiração para viver, como também, e em grande parte, dos hábitos corretos de respirar, que são os que lhe hão de dar vitalidade perfeita e imunidade contra as moléstias. Uma direção inteligente do poder de respirar prolonga os nossos dias sobre a terra, dando-nos uma soma maior de resistência, ao passo que uma respiração descuidada tende a diminuir os nossos dias, decresce a nossa vitalidade e nos coloca em condições favoráveis para sermos presa das moléstias.

O homem, no seu estado natural, não teve necessidade de que lhe dessem instrução para respirar, e da mesma forma que o animal inferior e a criança, respirava natural e devidamente, de acordo com os desígnios da natureza mas, também nisso, sofreu a influência modificadora da civilização. Contraiu costumes e aptidões perniciosas no caminhar, parar e sentar-se, que o despojaram do direito primitivo de uma respiração correta e natural. Pagou um preço muito alto pela civilização. Na atualidade, o selvagem respira naturalmente, a não ser que tenha sido contaminado pelos hábitos do homem civilizado.

A porcentagem dos homens civilizados que respiram corretamente é muito reduzida, e o resultado pode observar-se nos peitos contraídos, nos ombros caídos e no espantoso aumento das moléstias dos órgãos respiratórios, incluindo o terrível monstro da tuberculose, o *flagelo branco*. Autoridades eminentes notaram que uma geração de respiradores corretos regeneraria a raça e que a moléstia seria tão rara que, ao manifestar-se, a considerariam como um objeto de curiosidade. Se estudarmos o assunto, observaremos que a relação entre a respiração natural e a saúde é evidente e explicável, quer a consideremos sob o ponto de vista ocidental ou oriental.

Os ensinamentos ocidentais demonstram que a saúde física depende essencialmente de uma respiração correta. Os mestres do Oriente não só admitem que os seus irmãos ocidentais têm razão, como também sustentam que, além do benefício físico derivado de uma respiração normal, o poder mental do homem, sua felicidade, o domínio sobre si mesmo, claridade de vista, moralidade e o seu crescimento espiritual mesmo, podem ser aumentados, compenetrando-se ele da ciência de respirar. Muitas escolas de filosofia oriental foram fundadas sobre esta ciência; e as raças ocidentais, desde o momento que hajam adquirido o seu conhecimento, obterão, dado o seu espírito prático, grandes resultados. A teoria do Leste, unida à prática do Oeste, dará o seu fruto e este será de grande transcendência.

Esta obra tratará da ciência yogue da respiração, que inclui tudo o que é conhecido pelo fisiólogo e higienista ocidental e, além disso, o aspecto oculto do assunto. Não somente assinala o caminho em direção à saúde física, de acordo com o que os cientistas ocidentais chamam *respirar profundo,* como também penetra nas fases menos conhecidas da questão.

O yogue realiza uma série de exercícios, por meio dos quais obtém o domínio do seu corpo e o habilita a enviar a qualquer órgão ou parte do corpo uma corrente de força vital ou prana, fortalecendo e vigorizando, desta forma, órgão ou parte que deseja. Está familiarizado com tudo quanto seu irmão, o cientista ocidental, conhece sobre os efeitos fisiológicos de uma respiração correta; mas também sabe que no ar alguma coisa mais há do que oxigênio, hidrogênio e nitrogênio; e que a simples oxigenação do sangue não é o único fenômeno que se produz ao respirar. Conhece alguma coisa a respeito de prana, que os seus irmãos do Ocidente ignoram e está ao corrente da natureza e da maneira de manipular este grande princípio de energia: está perfeitamente informado de seus efeitos sobre o corpo e a mente humana. Sabe que, com uma respiração rítmica, pode colocar-se em vibração harmônica com a natureza e ajudar o desenvolvimento de seus poderes latentes; e que, regulando a sua respiração, não só pode curar-se a si mesmo e a outros, como também pode vencer o temor, as preocupações e emoções inferiores.

No exame da questão da respiração, devemos começar por considerar o funcionamento mecânico por meio do qual os movimentos da respiração se realizam.

O mecanismo da respiração manifesta-se por (1) movimento elástico dos pulmões, e (2) pelas atividades das paredes e do fundo da cavidade torácica na qual se acham contidos os pulmões. O tórax é aquela porção do tronco compreendida entre o pescoço e o abdômen, cuja cavidade (conhecida como cavidade torácica) é ocupada principalmente pelo coração e pelos pulmões. É limitada pela coluna vertebral, as costelas com as suas cartilagens, o esterno, e, em-baixo, pelo diafragma. Geralmente, chamam-no *peito* e foi comparado a uma caixa completamente fechada, de forma cônica, a qual a extremidade menor fica para cima; a sua parte posterior é composta pela coluna vertebral; a anterior pelo esterno e os lados pelas costelas.

As costelas são vinte e quatro, doze de cada lado da coluna vertebral de onde saem. Os sete pares superiores são conhecidos como "costelas verdadeiras", porque estão ligados ao esterno diretamente, o que não acontece com os cinco pares inferiores, que se chamam "costelas falsas" ou "flutuantes", pelo motivo de não estarem, como as anteriores, ligadas ao esterno; os dois pares superiores aderem-se por cartilagem às outras costelas, e os restantes, carecendo deles, têm livre a sua parte interior.

Na respiração, as costelas movem-se entre duas capas musculares superficiais; o diafragma, divisão muscular à qual aludimos acima, separa a caixa do peito da cavidade abdominal.

No ato da inalação, os músculos dilatam os pulmões, criando, assim, um vazio, onde o ar se precipita, de acordo com a bem conhecida lei física. Todo o processo da respiração depende dos referidos músculos, aos quais por conveniência podemos chamar "músculos respiratórios". Sem o auxílio destes músculos, os pulmões não podem dilatar-se, e a ciência de respirar depende, em grande parte, do uso corrente e direção perfeita dos mesmos, pois daí resulta a facilidade de obter o maior grau de expansão pulmonar e de absorver a maior quantidade das propriedades vitais do ar.

Os yogues classificam a respiração em quatro métodos gerais que são:

(1) *Respiração alta.*
(2) *Respiração média.*
(3) *Respiração baixa.*
(4) *Respiração completa yogue.*

Daremos uma idéia geral dos três primeiros métodos e falaremos com mais extensão do quarto, sobre o qual, principalmente, é baseada a ciência yogue de respirar.

(1) RESPIRAÇÃO ALTA

Esta forma de respiração é considerada, no Ocidente, como respiração clavicular. Aquele que respira deste modo eleva as costelas, as clavículas e os ombros, contraindo, simultaneamente, o abdômen, o qual empurra o seu conteúdo contra o diafragma que por sua vez, se eleva.

Neste método de respirar, emprega-se a parte superior do peito e dos pulmões, que é a menor e, conseqüentemente, só uma parte mínima do ar penetra neles.

Além disso, quando o diafragma se eleva, não pode ter expansão nessa direção. O estudo anatômico do peito convencerá a qualquer estudante que, por este meio, se gasta um máximo de esforço para obter-se um mínimo de benefício.

A respiração alta é provavelmente a pior forma de respirar que se conhece e exige o maior gasto de energia com a menor soma de proveito. É esbanjar energia para obter parcos resultados, o que é muito comum no Ocidente, principalmente entre as mulheres; e até cantores, sacerdotes, advogados e outros que deveriam sabê-lo, usam-na por ignorância.

Muitas doenças dos órgãos vocais e da respiração podem atribuir-se a este método bárbaro de respirar e o esforço imposto a órgãos tão delicados dá como resultado as vozes roucas e desagradáveis que ouvimos em toda parte.

Muitas pessoas que respiram deste modo terminam por adotar a prática repugnante de respirar pela boca, descrita no capítulo anterior.

Ao estudante que tenha algumas dúvidas sobre o que dissemos a respeito desta forma de respirar, aconselhamos a experiência seguinte: — Expelir todo o ar contido nos pulmões e, posto de pé, com as mãos aos lados, levantar os ombros e as clavículas, inalar. Observará que a quantidade de ar que absorve é muito maior do que a normal. Em seguida, inalar depois de haver deixado cair as espáduas e clavículas, e terá recebido uma lição objetiva de respiração, muito mais fácil de relembrar do que palavras impressas ou faladas.

(2) RESPIRAÇÃO MÉDIA

Este método de respirar é conhecido pelos estudantes ocidentais como respiração intercostal e, embora menos defeituosa do que a respiração alta, é muito inferior à baixa e à yogue completa. Na respiração média, o diafragma sobe, o abdômen se contrai, as costelas elevam-se um pouco e o peito dilata-se parcialmente. Esta respiração é muito comum entre os homens que não estudaram o assunto mas, como há dois métodos melhores, fazemos uma simples referência a este, principalmente para chamar a atenção às suas insuficiências.

(3) RESPIRAÇÃO BAIXA

Este sistema é muitíssimo melhor do que qualquer dos dois precedentes e, de alguns anos a esta parte, muitos escritores ocidentais têm apregoado a sua utilidade, explorando-o sob os nomes de *Respiração Abdominal, Respiração Profunda, Respiração Diafragmática,* etc., e têm feito muito bem, chamando a atenção do público para o assunto, pois tem induzido muitas pessoas a empregá-lo em vez dos métodos inferiores e prejudiciais já mencionados.

Muitos *sistemas* de respirar se têm elaborado em volta da Respiração Baixa, e os estudantes têm pago preços elevados para aprenderem esses novos (?) *sistemas.* Mas como dissemos, tem dado muito bom resultado e, finalmente aos estudantes que pagaram altos preços para aprenderem velhos sistemas renovados não resta dúvida que aproveitaram o valor do seu dinheiro, se foram induzidos a abandonar os métodos velhos de respiração alta e média.

Embora muitas autoridades ocidentais falem e escrevam deste método como da melhor forma de respirar, os yogues sabem que isto não é mais do que uma parte de um sistema que eles empregam há séculos e que conhecem como Respiração Completa. Deve-se admitir que é necessário estar familiarizado com os princípios da Respiração Baixa antes de poder ter uma idéia clara da Respiração Completa.

Mas tornemos a considerar o diafragma. Que é ele? Vimos que é o grande músculo divisor entre o peito e seus conteúdos e o abdômen e seus conteúdos. Quando está sem movimento apresenta uma superfície côncava para o abdômen; isto é: o diafragma visto do abdômen pareceria como o céu visto da terra, o interior de uma superfície curva. Por conseguinte, a face do diafragma que está voltada para os órgãos do peito é semelhante à superfície arqueada, protuberante, de uma colina. Quando o diafragma funciona, a protuberância desce e o diafragma faz pressão sobre os órgãos abdominais, impelindo o abdômen para fora.

Na Respiração Baixa, dá-se maior jogo aos pulmões do que nos métodos já mencionados e, conseqüentemente, inala-se maior quantidade de ar. Este fato induziu à maioria dos escritores a falar e escrever da Respiração Baixa (que eles chamam

Respiração abdominal) como sendo o método mais perfeito conhecido pela ciência. Mas, o yogue oriental conhece, de há muito tempo, um método melhor e alguns escritores ocidentais têm também reconhecido este fato. O ponto defeituoso de todos os métodos de respiração, com exceção da Respiração Completa Yògue, consiste em que, com nenhum deles, se enchem de ar os pulmões e, no melhor dos casos, somente uma parte do espaço pulmonar é ocupada por aquele mesmo na Respiração Baixa.

A Respiração Alta enche somente a parte superior dos pulmões; a Respiração Média enche apenas a parte média e uma porção da parte superior; a Respiração Baixa enche somente a parte inferior e média. É evidente que qualquer método que enche inteiramente o espaço pulmonar tem que ser preferido àqueles que enchem apenas certas partes.

Qualquer método que enche completamente o espaço pulmonar será de grande valor para o homem, porque lhe permitirá absorver oxigênio em maior quantidade e armazenar uma quantidade maior de prana. A Respiração Completa é conhecida pelos yogues como a melhor respiração da qual a ciência tenha conhecimento.

(4) RESPIRAÇÃO COMPLETA YOGUE

A respiração Completa Yogue contém tudo quanto é bom da Alta, Média e Baixa Respiração, sem as suas particularidades censuráveis. Ela põe em jogo todo o aparelho respiratório, cada parte dos pulmões, cada célula de ar e cada músculo respiratório. Todo o organismo respiratório obedece a este método de respirar e, com menor dispêndio de energia, se obtém a maior soma de benefício.

A capacidade do peito atinge os seus limites normais e cada parte do maquinismo realiza as suas funções e o trabalho natural.

Uma das características mais importantes deste método de respirar é que os músculos respiratórios entram por completo em jogo, ao passo que, nas outras formas de respirar, se utiliza apenas uma parte destes músculos. Na respiração completa, entre outros músculos, aqueles que mantêm as costelas trabalham ativamente, o que aumenta o espaço no qual os pulmões podem dilatar-se, e também oferece um ponto de apoio adequado aos órgãos, quando deles têm necessidade, empregando a natureza, neste processo, o princípio da alavanca. Certos músculos mantêm as costelas inferiores firmemente em posição, ao passo que outros as encurvam para fora.

De modo que, por este método, o diafragma está sob direção perfeita; é capaz de executar devidamente as suas funções e prestar o máximo serviço.

Na ação das costelas, acima mencionadas, as costelas inferiores estão dirigidas pelo diafragma, que as puxa levemente para baixo, ao passo que outros músculos as mantêm para fora, resultando desta ação combinada o aumento máximo da cavidade do peito.

Além disto, as costelas superiores também são levantadas e impelidas para fora pelos músculos intercostais, o que eleva a capacidade da parte superior do peito ao seu maior grau de extensão.

Se tendes estudado as características especiais dos quatro métodos de respiração mencionados, tereis notado que a Respiração Completa compreende todos os aspectos benéficos dos outros três métodos, além das vantagens recíprocas que resultam da ação combinada da parte superior e da parte média do peito, região diafragmática e o ritmo normal assim obtido.

A respiração completa Yogue é a respiração fundamental de toda a ciência yogue da respiração, e o estudante deve familiarizar-se plenamente com ela, e dominá-la completamente, antes de poder obter resultados das outras formas de respiração mencionadas e dadas neste livro. Não deve contentar-se com aprendê-la somente, mas, sim, deve esforçar-se seriamente, até chegar a constituí-la em seu método natural de respiração. Isto exigirá trabalho, tempo e paciência, mas, sem tais coisas, jamais se obtém coisa alguma de importância.

Não é um caminho plano o que conduz à ciência da respiração, e o estudante deve preparar-se para praticar e trabalhar seriamente, se é que deseja colher algum fruto. Os resultados obtidos pelo completo conhecimento da ciência de respirar são grandes e nenhum daqueles que os tenha atingido quererá tornar aos antigos métodos e dirá, pelo contrário, a seus amigos, que se considera fartamente recompensado por todo o seu trabalho. Dizemos isto agora para que se compreenda bem a importância e a necessidade de praticar este método fundamental da respiração yogue, em vez de deixá-lo de lado e tentar imediatamente alguns dos exercícios que daremos mais tarde e que poderão chamar mais a atenção.

Repetimos novamente: começai bem e os resultados serão bons; mas se a base fundamental for descuidada, toda a construção ruirá, tarde ou cedo.

Talvez a melhor maneira de ensinar como se adquire a respiração completa yogue seria começar por simples instruções sobre a respiração mesma, seguida de observações gerais e, depois, dar exercícios para ampliar o peito, os músculos e pulmões que ficaram incompletamente desenvolvidos, devido aos métodos imperfeitos de respiração.

Antes de prosseguir, diremos que esta respiração completa não tem nada de forçado ou anormal, mas pelo contrário, consiste em voltar aos primeiros princípios — voltar à natureza. Tanto o selvagem adulto como a criança da civilização, respiram deste modo quando estão sãos, mas o homem civilizado adotou métodos anti-naturais de viver, vestir, etc., e perdeu esse direito nativo. Fazemos notar ao leitor que a respiração completa não consiste, necessariamente, em encher completamente os pulmões em cada inalação. Podeis inalar a quantidade habitual de ar, usando o método de respiração completa e distribuí-lo a todas as partes dos pulmões, quer seja maior ou menor a sua quantidade; mas deveis inalar uma série de respirações completas várias vezes em cada dia, quando se oferecer oportunidade, com o fim de conservar em ordem e boas condições vosso sistema.

O simples exercício seguinte permitirá ao estudante formar uma idéia clara do que seja a respiração completa:

1 — De pé ou sentado, com o busto em posição vertical e respirando pelas fossas nasais, inalar firmemente, enchendo primeiro a parte inferior dos pulmões, o que se consegue pondo em jogo o diafragma, o qual, ao descer, exerce uma leve pressão sobre os órgãos abdominais e impele a parede anterior do abdômen. Depois enche-se a região média dos pulmões, fazendo salientar-se as costelas inferiores, o esterno e o peito. Em seguida, enche-se a parte superior dos pulmões, adiantando a parte superior do peito e levantando-o, inclusive os seis ou sete pares de costelas superiores. No movimento final,

a parte inferior do abdômen contrair-se-á levemente, este movimento dando apoio aos pulmões e também ajudando a encher sua parte superior.

À primeira vista, poderá parecer que esta respiração consiste em três movimentos distintos. Entretanto, não é essa a idéia exata. A inalação é contínua e toda cavidade torácica, desde o diafragma até o ponto mais elevado do peito, na região clavicular, dilata-se com movimento uniforme. Deve-se evitar as inalações bruscas e esforçar-se para obter uma ação regular e contínua. A prática dominará rapidamente a tendência a dividir a inalação em três movimentos e dará, como resultado, uma respiração contínua e uniforme. Poucos ensaios serão suficientes para que se possa completar a inalação em poucos segundos.

2 — Reter a respiração por alguns segundos.

3 — Exalar muito devagar, mantendo o peito em posição firme, contraindo um pouco o abdômen e elevando-o lentamente, à proporção que o ar deixa os pulmões. Quando o ar tenha sido completamente exalado, relaxar o peito e o abdômen. Uma pequena prática tornará fácil esta parte do exercício e, uma vez adquirida, o movimento executar-se-á quase automaticamente.

Notar-se-á que, por este método de respirar, todas as partes do aparelho respiratório entram em ação e todas as partes dos pulmões funcionam, inclusive as mais afastadas células de ar. A cavidade do peito expande-se em todas as direções. Observar-se-á também que a Respiração Completa é, na realidade, uma combinação das Respirações Baixa, Média e Alta, sucedendo-se rapidamente na ordem indicada, de tal modo que forma uma respiração uniforme, contínua e completa.

Se o exercício for praticado na frente de um espelho grande, colocando-se de leve a mão sobre o abdômen de modo que se possam sentir os movimentos, notar-se-á que isto ajuda muito a compreender o mecanismo da respiração completa. No fim da inalação é útil levantar os ombros de vez em quando, os quais, por sua vez, elevam as clavículas e permitem ao ar passar livremente até o pequeno lóbulo superior do pulmão direito, onde algumas vezes se origina a tuberculose.

Ao começo encontrar-se-ão mais ou menos algumas dificuldades em adquirir a Respiração Completa, mas, com um pouco de prática, elas se aplainarão e, quando se tenha adquirido, não se voltará jamais voluntariamente aos antigos métodos.

CAPÍTULO XV

EFEITOS DA RESPIRAÇÃO COMPLETA

Dificilmente se poderá falar em demasia das vantagens que resultam da prática da Respiração Completa; porém, o estudante que tenha lido com atenção as páginas precedentes, apenas pode ter necessidade de que se lhe assinalem tais vantagens.

A prática da Respiração Completa tornará qualquer homem ou mulher imune à tuberculose e a outras afecções pulmonares, e até afastará a possibilidade de contrair resfriados, bronquites, etc. A tuberculose é devida principalmente a uma diminuição da vitalidade, que pode ser atribuída a uma inalação insuficiente de ar. A diminuição da vitalidade deixa o organismo sem defesa contra os ataques dos germes da doença. O respirar incompletamente permite a uma parte considerável dos pulmões permanecer inativa, oferecendo, assim, um terreno preparado para os bacilos, que depressa o invadem e produzem estragos. Um tecido pulmonar bom e são resistirá aos germes e a única maneira de possuí-lo em tais condições é utilizar devidamente os pulmões.

Os tísicos têm, em geral, o peito deprimido. — Que significa isto? Simplesmente que eles usaram hábitos impróprios de respiração e, por conseqüência, o seu peito não pôde desenvolver-se e alargar-se. O homem que pratica a Respiração Completa terá um peito amplo e bem desenvolvido, e o de peito deprimido poderá conseguir para o seu as proporções normais apenas com adotar este método de respirar.

Este último deve ampliar a sua cavidade torácica, se estima sua vida. Pode-se, muitas vezes, evitar os resfriados, quando se está exposto a contraí-los, realizando vigorosamente umas quantas respirações completas. Quando se sente frio, basta respirar com vigor alguns minutos para que o corpo adquira calor. Muitos resfriados podem curar-se por meio da Respiração Completa e a abstenção parcial de alimentos durante o dia.

A quantidade do sangue depende, em grande parte, da sua devida oxigenação nos pulmões, e se esta oxigenação é incompleta, o sangue se empobrece, sobrecarrega-se de toda espécie de impurezas, o sistema sofre por falta de nutrição e envenena-se por causa dos produtos de desperdícios não eliminados. Como todo corpo, cada órgão e cada parte depende do sangue para a sua nutrição, é evidente que um sangue impuro produzirá um efeito prejudicial sobre o sistema inteiro. O remédio é simples: pratique-se a Respiração Completa Yogue.

O estômago e outros órgãos de nutrição sofrem muito com a respiração imperfeita. Não somente se nutrem mal por causa da falta de oxigênio, mas também, como o alimento deve absorver oxigênio do sangue antes de poder ser digerido e assimilado, é fácil ver como a digestão e a assimilação sofrem por uma respiração defeituosa. E quando a assimilação não é normal, o sistema recebe cada vez menos nutrição; perde-se o apetite, o vigor corporal decresce, a força diminui e o homem declina, emagrece; tudo devido à respiração defeituosa.

O próprio sistema nervoso sofre pela respiração incompleta e, portanto, o cérebro, a medula espinhal, os centros nervosos e os nervos mesmos, tornam-se pobres e insuficientes instrumentos para gerar, armazenar e transmitir as correntes nervosas, quando não são suficientemente nutridos pelo sangue. Se os pulmões não absorvem suficiente oxigênio, ficarão mal nutridos.

Existe outro aspecto do assunto, e é que as próprias correntes nervosas, ou antes, a força de que emanam, diminuem por falta de uma respiração correta; mas isto pertence à outra face da questão, que trataremos em outros capítulos deste livro, limitando-nos por agora, a chamar a atenção do leitor para o fato de que o mecanismo nervoso se torna um instrumento ineficaz para transmitir a força nervosa, como resultado indireto da falta de uma respiração apropriada.

Na prática da Respiração Completa, o diafragma se contrai durante a inalação e exerce uma leve pressão sobre o fígado, estômago e outros órgãos, a qual, em combinação com o ritmo dos pulmões atua como suave massagem destes órgãos, estimula a sua ação e o funcionamento normal. Cada inalação colabora neste exercício interno e assiste à produção e à eliminação. Na respiração alta e média, os órgãos perdem o benefícia resultante desta massagem interna.

O mundo ocidental está dando muita atenção à cultura física nestes momentos, o que é muito conveniente. Mas, no seu entusiasmo, não deve esquecer que o exercício dos músculos externos não é tudo. Os órgãos internos também têm necessidade de exercício e o plano da natureza para este fim, é a respiração normal, e o diafragma o seu instrumento principal. O seu movimento faz vibrar os órgãos importantes de nutrição e de eliminação, aplicando-lhes massagens e manipulando-os, a cada inalação e exalação, precipitando neles o sangue e expelindo-o, em seguida, e tonificando o organismo em geral. Todo órgão ou parte do corpo que não se exercite, atrofia-se gradualmente e deixa de funcionar na devida forma, e a falta de exercício interno produzido pela ação diafragmática conduz à doença dos órgãos. A respiração completa determina, ao mesmo tempo, o movimento próprio do diafragma e exercita a parte média e superior do peito. É, em verdade, *completa* na sua ação.

Sob o ponto de vista da fisiologia ocidental, sem ter em conta a ciência, e as filosofias orientais, o sistema yogue de Respiração Completa é de importância vital para todo homem, mulher ou criança que queira adquirir saúde e conservá-la. A sua simplicidade mesma impede a milhares de pessoas de examiná-la seriamente, ao passo que gastam fortunas à procura de saúde, por meio de *sistemas* complicados e custosos. A saúde bate às suas portas e eles não respondem. Verdadeiramente, a pedra que os construtores rejeitam é a pedra angular do Templo da Saúde.

CAPÍTULO XVI

EXERCÍCIOS DE RESPIRAÇÃO

Vamos dar três formas de respiração muito usuais entre os yogues. A primeira é a bem-conhecida Respiração Purificadora Yogue, à qual se atribui particularmente a grande resistência pulmonar possuída pelos yogues. Usualmente, terminam cada exercício de respiração com esta Respiração Purificadora e nós seguimos o mesmo plano neste livro.

Damos também o exercício vitalizador dos nervos, que foi transmitido durante idades entre os yogues, exercício que nunca foi aperfeiçoado pelos mestres ocidentais de cultura física, ainda que alguns deles o tenham *emprestado* de mestres de Yoga. Terminamos o capítulo com a respiração vocal, à qual se deve, em grande parte, a voz melodiosa, vibrante e formosa dos yogues orientais.

Entendemos que, se este livro não contivesse nada mais, além destes três exercícios, seria de incalculável valor para o estudante ocidental. Aceitai-o como uma dádiva de vossos irmãos do Oriente e ponde-o em prática.

RESPIRAÇÃO PURIFICADORA YOGUE

Os yogues têm uma forma favorita de respirar, que praticam quando sentem a necessidade de ventilar e arejar ou limpar os pulmões, terminando muitos dos outros seus exercícios respiratórios com esta respiração e, como dissemos, nós seguimos a mesma prática neste livro. Esta Respiração Purificadora ventila e limpa os pulmões, estimula as células, tonifica os órgãos respiratórios e contribui para manter um bom estado geral de saúde, refrescando, além disso, o sistema inteiro. Oradores, cantores, etc., acharão esta respiração de grande valor para descanso dos órgãos respiratórios fatigados.

1 — Inalar uma respiração completa.

2 — Reter o ar uns poucos segundos.

3 — Pôr os lábios em atitude de assobiar (mas sem inchar as bochechas) e exalar com vigor considerável um pouco de ar através da abertura formada por aqueles. Reter um momento o ar ainda armazenado e, em seguida, ir exalando em pequenas quantidades, até ser completamente exalado.

Deve-se relembrar que, ao exalar o ar, se tem de empregar um vigor considerável.

Notar-se-á que tal respiração é muito restauradora quando se está cansado ou assediado pela fadiga, e uma experiência convencerá ao estudante da sua eficácia.

Como este exercício é empregado ao terminar muitos outros dados nesta obra, deve ser praticado até poder executá-lo com naturalidade e perfeição.

RESPIRAÇÃO YOGUE VITALIZADORA DOS NERVOS

Este exercício é muito apreciado pelos yogues, que o consideram (entre os conhecidos pelo homem) como um dos que mais poderosamente estimulam e vigorizam os nervos. O seu fim é tonificar o sistema nervoso, desenvolver a sua força, energia e vitalidade, exercendo uma ação estimuladora sobre importantes centros nervosos, os quais, por sua vez, influenciam e dão energia ao sistema nervoso inteiro, e enviam maior força de fluxo nervoso a todas as partes do corpo.

1 — De pé, com o corpo erguido.

2 — Inalar uma respiração completa e retê-la.

3 — Estender os braços para a frente, um tanto frouxos, unicamente com a força necessária para mantê-lo em tal posição.

4 — Atrair as mãos lentamente para os ombros, contraindo gradualmente os músculos e comunicando-lhes força de mo-

do que, quando as mãos chegarem aos ombros estejam tão fortemente fechadas como para produzir um movimento de tremor.

5 — Conservando os músculos rígidos, voltar as mãos lentamente à posição anterior e, mantendo o estado de tensão, atraí-las rapidamente, repetindo-se os movimentos várias vezes.

6 — Exalar vigorosamente pela boca.

7 — Praticar a Respiração Purificadora.

A eficácia deste exercício depende principalmente da rapidez no retirar as mãos fechadas, tensão dos músculos e, naturalmente, de que a inalação seja completa. É necessário experimentar este exercício para poder apreciá-lo. É um vigorizador sem igual.

RESPIRAÇÃO VOCAL YOGUE

Os yogues empregam uma forma de respiração para o desenvolvimento da voz.

Distinguem-se pela sua voz admirável, forte, suave, clara e de grande poder. Praticaram esta forma particular de exercício respiratório e obtiveram, como resultado, tornar a sua voz suave, magnífica e flexível comunicando-lhe a sua indescritível qualidade flutuante e de grande poder.

O exercício que segue dará, com o tempo, as propriedades que acabamos de mencionar, ou a voz yogue, aos estudantes que o praticarem com perseverança. Compreende-se, naturalmente, que esta forma de respiração deve empregar-se unicamente como exercício ocasional e não como uma forma regular de respirar.

1 — Inalar uma Respiração Completa, muito lenta e continuamente, pelas fossas nasais, fazendo durar a inalação o maior tempo possível.

2 — Reter a inalação durante alguns segundos.

3 — Expelir o ar vigorosamente num sopro, através da boca aberta.

4 — Dar descanso aos pulmões, por meio da Respiração Purificadora.

Sem entrar profundamente nas teorias yogues, acerca da produção do som, do falar e cantar, diremos que a experiência lhes ensinou que o timbre, qualidade e poder de uma voz dependem não só dos órgãos da garganta, mas também dos músculos faciais, etc., que têm muita importância nela. Alguns homens de peito amplo não produzem mais do que um pobre som, ao passo que outros, de peito relativamente estreito, produzem sons de uma força e qualidade surpreendentes. Eis aqui uma experiência interessante que merece executar-se: colocai-vos em frente de um espelho, com os lábios em posição de assobiar; assobiai e observai a forma de vossa bôca e a expressão geral do semblante e vede a diferença. Então, tornai a assobiar por alguns segundos; e, *sem mudar a posição de vossos lábios e semblante,* cantai umas poucas notas e apreciareis que vibrante, sonoro, claro e formoso som se produz.

Os sete exercícios seguintes são empregados de preferência pelos yogues, para desenvolver os pulmões, músculos, ligamentos, células de ar, etc. Que a sua simplicidade não diminua o interesse que merecem, pois são o resultado de cuidadosas experiências por parte dos yogues, e a essência de numerosos exercícios muito complicados, cujas partes não essenciais foram eliminadas.

1 — RESPIRAÇÃO RETIDA

É este um exercício muito importante, que tende a fortalecer e desenvolver os músculos respiratórios, bem como os pulmões, e a sua prática freqüente propenderá também para ampliar o peito. Os yogues reconheceram e verificaram que uma detenção ocasional da respiração, depois que os pulmões se encheram com uma respiração completa, é muito útil, não só para os órgãos respiratórios, como também para os de nutrição, sistema nervoso e o próprio sangue. Comprovaram que uma suspensão ocasional da respiração ajuda à purificação do ar que permaneceu nos pulmões, proveniente das inalações anteriores e a oxigenar mais completamente o sangue.

Reconhecem também que a respiração assim retida reúne todos os desperdícios e que, quando é exalada, leva consigo as matérias usadas do sistema e limpa os pulmões, da mesma forma que um purgante limpa os intestinos.

Os yogues recomendam este exercício para várias desordens do estômago, fígado e sangue, e acham que, freqüentemente, também cura o mau hálito, devido, muitas vezes, a pulmões pobremente ventilados.

Recomendamos aos estudantes darem muita atenção a este exercício, que tem grande mérito. As instruções seguintes darão uma idéia clara do modo de praticá-lo.

1 — De pé, com o corpo elevado.

2 — Inalar uma Respiração Completa.

3 — Reter o ar, tanto tempo quanto seja possível, sem violência.

4 — Exalar vigorosamente pela boca aberta.

5 — Praticar a Respiração Purificadora.

No princípio, só se pode reter a respiração durante breves instantes, mas, com um pouco de prática, far-se-ão grandes progressos. Pode-se consultar um relógio para apreciar os resultados que se forem obtendo.

2 — ESTÍMULO DAS CÉLULAS PULMONARES

O fim deste exercício é estimular as células de ar dos pulmões, mas os principiantes não devem praticá-lo em excesso nem com demasiado vigor. A princípio, pode produzir um pouco de enjôo em alguns, o que se impedirá, suspendendo o exercício e caminhando um momento.

1 — De pé, com o corpo erguido e mãos aos lados.

2 — Inalar muito vagarosa e gradualmente.

3 — Enquanto se inala, bater suavemente sobre o peito com a ponta dos dedos, percorrendo-o continuamente em toda a sua extensão.

4 — Quando os pulmões estiverem cheios, reter a respiração e bater no peito com as palmas das mãos.

— Praticar a Respiração Purificadora.

Este exercício estimula e tonifica todo o corpo e é uma prática yogue, bem conhecida. Muitas das células de ar dos pulmões perdem a sua atividade por causa de uma respiração incompleta e, com freqüência, quase chegam a atrofiar-se.

Aquele que tenha usado uma respiração incompleta, durante anos, não achará fácil pôr em prática imediatamente, pela Respiração Completa, todas as células de ar descuidadas, mas este exercício ajudará muito a conseguir o resultado desejado e merece ser estudado e praticado.

3 — EXTENSÃO DAS COSTELAS

Explicamos já que as costelas estão fixas por cartilagens que admitem uma expansão considerável. Na respiração normal, as costelas desempenham um papel importante e é bom dar-lhes, de vez em quando, um pouco de exercício especial com o fim de conservar a sua elasticidade. O costume que muitos ocidentais têm de estarem de pé ou sentados, em posturas não naturais, pode fazer perder às costelas a sua elasticidade e este exercício fará muito para evitar e combater tal defeito.

1 — De pé, e com o corpo elevado.

2 — Colocar as mãos aos lados do corpo, abaixo e tão próximo quanto seja possível das axilas, com os dedos polegares dirigidos para as costas, as palmas das mãos sôbre os lados do peito e os dedos sôbre a sua frente.

3 — Inalar uma Respiração Completa.

4 — Reter o ar por curto tempo.

5 — Então se comprimem suavemente os lados e exala-se ao mesmo tempo.

6 — Praticar a Respiração Purificadora.

Este exercício deve usar-se com moderação e precaução.

4 — EXPANSÃO DO PEITO

O peito está muito exposto a deprimir-se, devido à posição inclinada sobre o trabalho, etc. Este exercício é muito bom para restaurar as condições naturais e obter a expansão do peito.

1 — De pé, e com o corpo elevado.

2 — Inalar uma Respiração Completa.

3 — Reter o ar.

4 — Estender os braços para diante, com as mãos fechadas e ao nível do ombro.

5 — Levar as mãos fechadas vigorosamente para fora, até formarem linha reta com os ombros.

6 — Depois, voltar à quarta posição e desta à quinta. Repete-se várias vezes.

7 — Exalar vigorosamente pela boca aberta.

8 — Praticar a Respiração Purificadora.

Faça-se estes exercícios com prudência, evitando-se toda exageração.

5 — EXERCÍCIO ANDANDO

1 — Caminhar com passo medido, cabeça alta, o queixo levemente retraído e os ombros caídos.

2 — Inalar uma Respiração Completa, contando (mentalmente) 1, 2, 3, 4, 5, 6, 7, 8, um número a cada passo, e fazendo com que a inalação dure o tempo empregado nos oito passos.

3 — Exalar lentamente pelas fossas nasais, contando, como anteriormente, 1, 2, 3, 4, 5, 6, 7, 8, num número a cada passos.

4 — Descansar entre respirações, sem deter a marcha, contando 1, 2, 3, 4, 5, 6, 7, 8, um número por passo.

5 — Repetir até sentir um começo de cansaço.

Então, descansar um momento e, à vontade, recomeçar o exercício. Executá-lo várias vezes durante o dia.

Alguns yogues modificam este exercício, retendo a respiração enquanto contam 1, 2, 3, 4, e exalando depois, contando 1, 2, 3, 4, 5, 6, 7, 8.

Pode-se seguir a forma que mais agrade.

6 — EXERCÍCIO DA MANHÃ

1 — De pé, com o corpo elevado e em atitude militar, cabeça alta, olhando para a frente, ombros caídos, joelhos firmes e braços aos lados.

2 — Elevar lentamente o corpo sôbre os dedos dos pés, inalando uma Respiração Completa, com lentidão e firmeza.

3 — Reter a respiração por alguns segundos, conservando a mesma posição.

4 — Baixar lentamente à primeira posição, exalando ao mesmo tempo, devagar, o ar pelas fossas nasais.

5 — Executar a Respiração Purificadora.

6 — Repetir várias vezes, usando, alternativamente, a perna direita ou esquerda.

7 — PARA ESTIMULAR A CIRCULAÇÃO

1 — De pé, e com o corpo direito.

2 — Inalar uma Respiração Completa e retê-la.

3 — Inclinar-se levemente para a frente e apanhar um bastão com energia e firmeza, pondo gradualmente tôda a fôrça em apertar o bastão.

4 — Deixar de oprimir o bastão; voltar à primeira posição exalar lentamente.

5 — Repetir várias vezes.

6 — Terminar com a Respiração Purificadora.

Êste exercício pode executar-se sem empregar o bastão, agarrando um bastão imaginário e usando a vontade para exercer a pressão. É uma prática favorita yogue para estimular a circulação, conduzindo o sangue arterial às extremidades e fazendo voltar o sangue venoso ao coração e aos pulmões para que possam receber o oxigênio inalado com o ar.

Em casos de circulação defeituosa, não há bastante sangue nos pulmões para absorver o total do oxigênio inalado e o sistema não tira todo o proveito possível da respiração melhorada. Particularmente nestes casos, é bom praticar este exercício ocasionalmente, com o exercício regular da Respiração Completa.

CAPÍTULO XVII

RESPIRAÇÃO NASAL CONTRA RESPIRAÇÃO BUCAL

Uma das primeiras lições da *Ciência Yogue da Respiração* é dedicada a ensinar como se respira pelo nariz e como se extingue a prática comum da respiração bucal.

O aparelho respiratório do homem é constituído de tal modo que pode respirar tanto pela boca como pelos tubos nasais; mas a questão de vital importância é o método que se segue, pois dele dependerá a saúde e a força ou a doença e a debilidade.

Não devia ser necessário dizer ao estudante que o método normal de respirar é o de receber o ar através das fossas nasais; mas — ah! — a ignorância deste fato tão simples é surpreendente entre os povos civilizados. Encontramos pessoas de toda condição social, que respiram habitualmente pela boca e deixam os filhos seguir seu horrível e repugnante exemplo.

Muitas das doenças às quais o homem civilizado está sujeito são, sem dúvida alguma, causadas pelo hábito comum de respiração bucal. As crianças, às quais se permite respirar deste modo, crescem com a sua vitalidade alterada, a constituição enfraquecida e, na flor da idade, ficam inválidas para toda a vida. Entre os selvagens, as mães procedem mais naturalmente neste assunto, porque, evidentemente, são guiadas pelo instinto. Parece que reconhecem, por intuição, que as fossas nasais são os canais próprios para conduzir o ar aos pulmões; e habilitam os seus filhos a fechar os lábios e respirar pelo nariz, inclinando-lhes a cabecinha para a frente quando dormem. As nossas mães civilizadas fariam um grande bem à raça, se quisessem adotar o mesmo sistema.

Muitas doenças contagiosas se contraem por causa do repugnante costume de respirar pela boca e numerosos casos de resfriados e afecções catarrais são devidos à mesma origem. Há pessoas que, para salvar as aparências, mantêm a boca fechada durante o dia, mas persistem em respirar pela boca durante a noite; deste modo, acarretam doenças. Cuidadosas experiências científicas feitas com soldados e marinheiros, têm demonstrado que os habituados a dormir com a boca aberta estavam mais sujeitos a contrair doenças contagiosas do que aqueles acostumados a respirar devidamente pelo nariz. Narra-se um caso no qual a varíola tomou caráter epidêmico a bordo de um navio de guerra e os óbitos foram de marinheiros ou soldados de marinha que respiravam pela boca.

O único aparelho protetor ou filtro dos órgãos respiratórios consiste nas fossas nasais. Quando se respira pela boca, nada existe, entre esta e os pulmões, que filtre o ar, retendo o pó ou qualquer outra matéria estranha. Além disso, esta respiração incorreta deixa passar o ar frio pelos órgãos, afetando-os, conseqüentemente, da inalação do ar frio pela boca, e o homem que, durante a noite, respira por essa forma, acorda sempre com uma sensação de secura no paladar e na garganta. Viola as leis da natureza e, com isso, semeia os germes da doença.

Mais uma vez, lembrai-vos de que a boca não oferece proteção aos órgãos respiratórios, e que o ar frio, o pó, as impurezas e os germes penetram, sem obstáculos, por aquela entrada. Por outro lado, as fossas nasais e as passagens nasais demonstram evidentemente a cuidadosa previsão da natureza a este respeito. As fossas nasais são dois canais estreitos e tortuosos que contêm numerosos pelos, destinados a servir de filtro e reter as impurezas do ar, que, em seguida, serão expulsas pelas exalações. As fossas nasais não têm somente esse fim, mas desempenham também a importante missão de aquecer o ar. As longas e sinuosas fossas nasais estão atapetadas por uma membrana mucosa e quente, a qual tem por fim aquecer o ar inalado, de modo que não possa prejudicar aos órgãos delicados da garganta nem aos pulmões.

Nenhum animal, à exceção do homem, dorme com a boca aberta ou respira por ela, e, em realidade, acredita-se que o homem civilizado é o único que assim perverte as funções da natureza, pois as raças selvagens e bárbaras respiram, em geral, corretamente. É provável que os homens civilizados tenham adquirido este hábito impróprio, devido a excessos no vestir e no comer ou a costumes enervantes.

Nas fossas nasais, o ar filtra-se, depura-se e refina-se, antes de chegar aos órgãos delicados da garganta e dos pulmões, processo necessário para que as impurezas não possam prejudicar àqueles. As impurezas detidas pelas membranas mucosas das fossas nasais, são eliminadas pela exalação e, no caso de que se tenham acumulado demasiado rapidamente ou conseguido penetrar em regiões proibidas, a natureza nos protege, produzindo espirros que expulsam violentamente as matérias estranhas.

O ar, quando penetra nos pulmões, é tão diferente do ar exterior, quanto a água destilada é diferente da água da cisterna. A complicada organização purificadora das fossas nasais, detendo e impedindo a passagem das partículas impuras de ar é tão importante como o ato da boca, detendo os caroços e ossos, evitando que passem para o estômago. Assim como o homem não tentará tomar seus alimentos pelo nariz, também não lhe deveria ocorrer respirar pela boca.

Outra conseqüência da respiração bucal é que as passagens nasais, devido à sua inação relativa, não se conservam limpas e expeditas, conseqüentemente, expostas a contrair doenças locais. Assim como os caminhos abandonados enchem-se rapidamente de ervas e moitas, da mesma forma as fossas nasais que não funcionam, se enchem de impurezas e matérias diversas.

Não é provável que aquele que respirar habitualmente pelo nariz fique exposto a sofrer as moléstias causadas pela acumulação de mucosidades e outras substâncias nas fossas nasais; mas, para proveito dos que têm estado mais ou menos habituados à respiração bucal e que desejam adquirir o método natural e racional, talvez possa ser conveniente agregar algumas palavras concernentes ao modo de conservar os tubos nasais limpos e livres de impurezas.

Um método favorito no Oriente consiste em absorver um pouco d'água pelo nariz, que se faz passar à garganta, e desta se expele pela boca. Os yogues hindus submergem o rosto num recipiente com água e, por meio de uma espécie de sucção, absorvem uma quantidade regular de água; mas este método requer uma prática considerável, enquanto o anterior é igualmente eficaz e de fácil execução.

Outra prática boa consiste em colocar-se diante de uma janela aberta e respirar livremente, tendo o cuidado de fechar uma fossa nasal com o índex ou o polegar e aspirar o ar pela que está aberta, repetindo várias vezes a mesma operação, alternativamente com uma e outra fossa nasal. Esta prática, em geral, fará desaparecer as obstruções do nariz.

Insistimos em chamar a atenção dos estudantes para a necessidade de aprenderem estes métodos de respiração, se não o sabem, e aconselhamos-lhes a não deixar de lado tal aspecto do assunto por considerá-lo de pouca importância.

CAPÍTULO XVIII

AS PEQUENAS VIDAS DO CORPO

A Hatha-Yoga ensina que o corpo físico é construído de células, contendo cada célula, em si mesma, uma "vida" em miniatura, que dirige a sua ação. Estas "vidas" são realmente fragmentos da mente inteligente de um certo grau de crescimento que dá capacidade às células para executar com propriedade a sua obra. Esses fragmentos de inteligência estão naturalmente subordinados à direção da mente central do homem e facilmente obedecem às ordens do quartel-general, dadas consciente ou inconscientemente.

Essas células-inteligências manifestam uma adaptação perfeita para a sua obra particular. A ação selecionadora das células, extraindo do sangue a nutrição requerida e recusando aquilo que não é necessário, é um exemplo desta inteligência.

O processo da digestão, assimilação, etc., demonstra a inteligência das células quer sejam separadas ou coletivamente em grupos. A cura das feridas, a rapidez das células em atenção aos lugares onde são mais necessitadas, e centos de outros exemplos conhecidos pelos investigadores, são, para o estudante yogue, exemplos de que a "vida" está em cada átomo. Cada átomo é, para o yogue, uma coisa vivente, com a sua vida própria e independente.

Estes átomos combinam-se em grupos para algum fim, e os grupos manifestam uma inteligência-grupo, enquanto permanecerem como grupos; esses grupos se combinam de novo, por sua vez, e formam corpos de uma natureza mais complexa, que servem de veículos para formas mais elevadas de consciência.

Quando a morte chega para o corpo físico, as células separam-se e disseminam-se e tem lugar o que chamamos decomposição. A força que mantinha as células unidas se retira e ficam estas livres para seguir o seu caminho próprio e formar novas combinações. Algumas são para o corpo das plantas das imediações e, eventualmente, voltam ao corpo de um animal; outras permanecem no organismo das plantas; outras ficam no solo por algum tempo, mas a vida do átomo passa por incessante e constante mudança.

Como disse um inteligente escritor: "A morte é apenas um aspecto da vida, e a destruição de uma forma material é apenas um prelúdio para a construção de outra."

As células do corpo têm três princípios: 1) Matéria, que elas obtêm do alimento; 2) Prana ou força vital, que lhes da a faculdade de manifestar ação, que obtêm do alimento que comemos, a água que bebemos e o ar que respiramos; 3) Inteligência ou mentalidade, que é obtida da Mente Universal.

Tratemos, primeiramente, do lado material da vida celular.

Como dissemos, cada corpo vivente é um conjunto de células diminutas. Isto é certo, pela natureza, para todas as partes do corpo, desde o tecido mais mole até o osso mais duro — desde o esmalte dos dentes até à parte mais delicada da membrana mucosa. Estas células têm diferentes formas, de acordo com as necessidades do seu mister ou trabalho particular. Cada célula é, para todo fim e propósito, um indivíduo separado e mais ou menos independente, se bem que sujeito à direção da mente do corpo celular, às ordens dos grandes grupos e, finalmente, à mente central do homem, estando o trabalho regulador ou, pelo menos, a maior parte dele, sob a direção da Mente Instintiva.

Essas células estão constantemente em ação, executando todos os deveres do corpo, tendo cada uma a sua obra apropriada particular para fazer — a qual executam o melhor que podem. Algumas das células permanecem na *reserva* e ficam "esperando ordens", prontas para algum chamado repentino ao dever. Outras pertencem ao exercício ativo de trabalhadores da comunidade celular e manufaturam as secreções e os líquidos necessários nas variadas funções do sistema.

Algumas das células são estacionárias — outras o são apenas até o momento em que são necessitadas, e então manifestam movimento — outras estão constantemente em atividade, algumas vezes fazem excursões regulares e outras são vagabundas.

Das células que se movem algumas fazem o trabalho de carregadores, outras vão de um lugar para outro como corretores viajantes, e outras fazem o trabalho de varredores; e ainda outra classe pertence à força de polícia ou exército da comunidade celular. A vida celular do corpo pode ser comparada a uma grande colônia constituída sobre um plano cooperativo, onde cada célula faz o seu trabalho próprio, para o bem comum, cada uma trabalha para todas e todas trabalham para o bem comum.

As células do sistema nervoso levam as mensagens de uma parte do corpo ao cérebro e do cérebro a outra parte do corpo, como fios telegráficos viventes, pois os nervos são compostos de diminutas células em íntimo contato umas com as outras, tendo pequenas projeções que estão em contato com projeções semelhantes das outras células, como se estivessem praticamente dando-se as mãos e formando uma cadeia, ao longo da qual corre o prana.

De carregadores, trabalhadores errantes, polícia, soldados, etc., da comunidade celular, existem no corpo humano milhões e milhões de cada um, calculando-se que numa polegada cúbica de sangue existem, pelo menos, 75 000 000 000 (setenta e cinco bilhões) de células unicamente vermelhas, para não falar nas outras células. A comunidade é, evidentemente, grande.

As células vermelhas do sangue, que são as carregadoras comuns do sistema, flutuam nas artérias e veias, recebendo uma carga de oxigênio dos pulmões, e levando-a aos vários tecidos do corpo, dando vida e força às partes. Na sua passagem de regresso pelas veias, trazem consigo os produtos gastos do sistema, os quais são expelidos pelos pulmões, etc. Da mesma forma que um navio mercante, essas células levam uma carga na sua viagem de ida e trazem, no regresso, uma segunda carga. Outras células abrem caminho através das paredes das artérias e veias e através dos tecidos, no seu trabalho errante de reparação, etc., em cuja missão foram enviadas.

Além das células vermelhas ou carregadoras, há várias outras classes de células no sangue. Entre as mais interessantes destas estão os policiais e os soldados da comunidade celular. A obra destas células é proteger o sistema contra os germes, bactérias, etc., que lhe poderiam causar incômodos ou doenças. Quando um destes policiais se põe em contato com um germe intruso, o policial celular o rodeia e, em seguida, o devora, se não é demasiado grande; neste caso, para poder expulsá-lo, chama outras células em seu auxílio até que a força combinada seja suficiente para levar o inimigo a algum ponto de onde possa ser lançado fora. Os furúnculos, as espinhas, etc., são exemplos da expulsão, procedida por estes policiais, de algum inimigo ou inimigos introduzidos no sistema.

Muito é o trabalho assinalado a estas células vermelhas do sangue. Elas levam o oxigênio a todas as partes do corpo; conduzem a nutrição obtida do alimento às partes do corpo onde é necessário construir e reparar; extraem da nutrição exatamente os elementos necessários para manufaturar o suco gástrico, a saliva, os sucos pancreáticos, a bílis, o leite, etc., etc., e, em seguida, combiná-los nas proporções adequadas para o uso. Elas fazem mil e uma coisas e continuamente estão ocupadas, da mesma forma que um grupo de formigas em volta do formigueiro. Os mestres orientais conheceram e ensinaram, desde há muito tempo, a existência e o trabalho dessas "pequenas vidas", mas ficou para a ciência ocidental a tarefa de aprofundar o assunto, de modo a trazer à luz os detalhes da sua obra.

As células estão nascendo e morrendo a cada momento de nossa existência. As células se reproduzem por aumento e subdivisão, crescendo a célula original, até que, finalmente, se divide em duas partes, com uma pequena "cinta de ligação"; depois, a ligação quebra-se, produzindo duas células independentes, em vez de uma. A nova célula divide-se por sua vez, e assim sucessivamente.

As células permitem ao corpo continuar a sua obra de contínua regeneração. Cada parte do corpo humano passa por mudanças constantes e os tecidos são continuamente renovados. A nossa pele e os nossos ossos, cabelos, músculos, etc., são constantemente reparados e "feitos de novo". Em cerca de quatro meses, as nossas unhas são substituídas — numas quatro semanas, a nossa pele é substituída. Cada parte de nosso corpo está constantemente destruindo-se, renovando-se e reparando-se. E essas pequenas trabalhadoras — as células — são os agentes que executam essa obra assombrosa. Milhões dessas pequenas operárias estão mudando-se ou trabalhando numa posição fixa em todas as partes de nosso corpo, renovando ou destruindo tecidos e substituindo-as por material novo e eliminando do sistema as partículas de matérias gastas e prejudiciais.

Nos animais, a natureza permite à Mente Instintiva um fim mais vasto e um campo mais amplo, e à proporção que a vida sobe na escada, desenvolvendo as faculdades raciocinadoras, a Mente Instintiva parece limitar o seu campo. Por exemplo: os caranguejos e os membros da família das aranhas podem desenvolver novas mandíbulas, pernas, garras, etc. O caracóis podem desenvolver de novo até partes da cabeça, incluindo olhos que tenha sido destruídos; alguns peixes podem recobrar a cauda. As salamandras e os lagartos podem desenvolver nova cauda e até ossos, músculos e parte da coluna vertebral. As formas muito inferiores da vida animal têm um poder ilimitado para restaurar as partes perdidas e podem, efetivamente, reconstruir-se de todo, contanto que persista a menor parte sobre a qual possam reconstruir-se. As formas animais mais elevadas perderam, em grande parte, esse poder recuperativo e o homem perdeu-o mais do que qualquer outro, devido ao seu modo de viver.

Alguns Hatha-Yogues dos mais adiantados, entretanto, têm obtido resultados assombrosos neste sentido, e qualquer um, com uma prática paciente, pode adquirir essa subordinação da Mente Instintiva e as células que estão sob a sua direção, e obter admiráveis resultados recuperativos, no sentido de renovar partes doentes e porções enfraquecidas do corpo.

Mas, até mesmo o homem vulgar possui ainda um grau maravilhoso de poder recuperativo, o qual se está constantemente manifestando, ainda mesmo que a maioria dos homens não lhe preste atenção Tomemos como exemplo a cura de uma ferida. Vejamos como se efetua. É bem digno de vossa consideração e estudo. É tão comum, que somos susceptíveis de passá-lo por alto, e é tão admirável para fazer compreender ao estudante a grandeza da inteligência desenvolvida e posta em ação na obra.

Suponhamos que um corpo humano é ferido — que é cortado ou ofendido por algum agente externo. Os tecidos, os vasos sangüíneos e linfáticos, glândulas, músculos, nervos e, algumas vezes, até o osso, se acham divididos e a continuidade interrompida. A ferida sangra, entreabre-se e causa dor. Os nervos levam a mensagem ao cérebro, pedindo com urgência um auxílio imediato, e a Mente Instintiva manda mensagens para um e outro lugar do corpo, chamando quantidade suficiente de obreiros para efetuarem a reparação, os quais são rapidamente mandados ao lugar do perigo. Entretanto, o sangue, ao derramar-se dos vasos sangüíneos cortados, lava ou, pelo menos, tenta lavar as substâncias estranhas que penetram no organismo, tais como pó, bactérias, etc., que poderiam agir como um veneno, se lhes fosse permitido permanecer no organismo. O sangue, pondo-se em contato com o ar externo, coagula-se e forma uma espécie de substância endurecida, alguma coisa que parece cola e forma o princípio da futura crosta ou casca.

Os milhões de células, cujo dever é fazer a reparação, chegam à cena a "correr" e imediatamente começam a pôr novamente os tecidos em relação, evidenciando a mais admirável inteligência e atividade no seu trabalho. As células dos tecidos, nervos, vasos sangüíneos de ambos os lados da ferida começam a aumentar e multiplicar-se, surgindo à existência milhões de novas células, as quais, avançando de ambos os lados, se encontram, finalmente, no centro da ferida. Esta formação de novas células tem toda a aparência de um esforço desordenado e sem propósito, mas, pouco depois, a mão da inteligência diretriz e dos centros de influência a ela subordinados começa a manifestar-se. As novas células dos vasos sangüíneos se põem em relação com as células da mesma classe do outro lado da ferida, formando novos tubos através dos quais o sangue pode fluir. As células do que é conhecido como "tecidos conectivos" unem-se com as outras da sua classe e fazem com que a ferida se feche. Novas células nervosas, filamentos, reparam gradualmente os fios quebrados, até que, por fim, passam as mensagens, sem interrupção.

Depois que todo este trabalho "interior" é levado a termo e os vasos sangüíneos, nervos e tecidos conectivos estão completamente reparados, as células da pele empreendem a terminação da tarefa, e novas células da epiderme brotam à existência e a nova pele é formada sobre a ferida, a qual fica curada. Tudo ordenadamente, demonstrando disciplina e inteligência. A cura de uma ferida — tão simples aparentemente — põe o observador cuidadoso, face a face com a Inteligência que penetra toda a natureza — permite-lhe ver a Criação em plena atividade. A natureza está sempre desejando descerrar o véu, permitindo-nos lançar um olhar fortuito na câmara sagrada do além; mas nós, pobres criaturas ignorantes, não atendemos ao seu convite, passamo-lo por alto, desdenhosamente, e gastamos a nossa força mental em coisas néscias e propósitos prejudiciais.

Tudo isso se refere à obra da célula. A célula mental é obtida da Mente Universal — o grande depósito da "mentalidade" — e é mantida em contato e dirigida pela mente dos centros celulares, os quais, por sua vez, são dirigidos por centros mais elevados, até atingirem à Mente Instintiva central.

Mas a célula mental não pode expressar-se sem os outros dois princípios — matéria e prana. Tem necessidade de material novo, provido pelo alimento bem digerido, para ser, por si mesmo, um meio de expressão. Também tem necessidade de uma provisão de prana ou força vital, para mover-se e ter ação. O tríplice princípio da Vida — mente, matéria e fôrça — é necessário nas células, da mesma forma que nos homens. A mente tem necessidade de força ou energia (prana) para manifestar-se em ação, através da matéria. Como nas grandes coisas, assim também nas pequenas — como é em cima, assim também é embaixo.

Em nossos capítulos anteriores, falamos da digestão e da importância de dar ao sangue a soma necessária de nutrição, alimento bem digerido, para que possa executar devidamente a sua obra de reparação e construção das partes do corpo.

Neste capítulo, vos mostramos como as células usam o material para fazer a construção — como usam o material para se construirem a si mesmas, e, depois, como *elas mesmas se edificam* no corpo. Lembrai-vos: as células, que são usadas como tijolos de construção, rodeiam-se a si mesmas com o material obtido do alimento, fazendo, pode-se dizer, elas mesmas os seus corpos; depois, tomam uma provisão de prana ou energia vital e então são elevadas ou impelidas para onde são necessárias, onde se edificam e constituem novos tecidos, músculos, ossos, etc. Sem o material apropriado com o qual possam formar os seus corpos, essas células não poderiam levar a termo a sua missão; com efeito, não poderiam existir. As pessoas que se deixam "extenuar" e que sofrem de imperfeita nutrição, carecem da soma normal de células sangüíneas e, conseqüentemente, são incapazes de fazer apropriadamente o trabalho do sistema. As células devem ser material com o qual fazer corpos e existe apenas uma matéria pela qual podem receber este material — por meio da nutrição do alimento. E, a não ser que haja suficiente prana no sistema, essas células não podem manifestar a energia suficiente para realizar o seu trabalho e a falta de vitalidade em todo o sistema.

Algumas vezes, a Mente Instintiva é tão enfastiada e intimidada pelo Intelecto do Homem, que chega a apropriar-se das noções absurdas e dos temores destes, e é impotente para levar devidamente a termo a sua obra habitual, e as células não são convenientemente geradas. Em tais casos, uma vez que o Intelecto compreenda a verdadeira idéia, procura reparar os seus erros passados e põe-se a afirmar à Mente Instintiva que compreendeu perfeitamente os seus deveres, permitindo-lhe governar o seu próprio reino; e dirigindo estas palavras de animação e confiança, faz-lhe recobrar seu equilíbrio e dirigir de novo os seus assuntos próprios.

Algumas vezes, a Mente Instintiva foi tão influenciada por prévias noções adversas do seu proprietário ou dos que a rodeiam, que fica tão confusa a ponto de precisar um longo tempo para recobrar o seu equilíbrio ou direção normal. Em tais casos, parece, com freqüência, que algum dos centros celulares subordinados se tivesse praticamente revoltado e recusasse submeter-se de novo às ordens do quartel-general.

Em ambos os casos, são necessárias as ordens determinadas da vontade para trazer a paz, a ordem e o trabalho devido a todas as partes do corpo.

Lembrai-vos que alguma coisa de Inteligência há em cada órgão e parte, e uma ordem forte e boa da Vontade produzirá, geralmente, uma melhora nas condições anormais.

CAPÍTULO XIX

DOMÍNIO DO SISTEMA INVOLUNTÁRIO

No capítulo anterior, vos explicamos que o corpo humano é constituído de milhões de pequenas células, cada uma dotada de matéria suficiente para poder realizar o seu trabalho — de prana suficiente para lhes dar a energia que requer — com suficiente "mentalidade", para lhe dar o grau de inteligência com a qual dirige a sua obra. Cada célula pertence a um grupo celular ou família, e a inteligência da célula está em relação íntima com a inteligência de todas as outras células do grupo ou família, constituindo a inteligência combinada do grupo celular um grupo mental. Estes grupos são, por sua vez, uma parte de algum outro grupo maior; grupo de grupos, e assim sucessivamente até que o todo forme uma grande república de células-mentes, sob a direção da Mente Instintiva. A direção desses grandes grupos é um dos deveres da Mente Instintiva, e ela, geralmente, faz bem o seu trabalho, a não ser que o Intelecto oponha obstáculos, enviando-lhe, algumas vezes, pensamentos de temor e, desta e de outras maneiras, desmoralizando a Mente Instintiva.

A sua obra é também retardada, algumas vezes, pela insistência do Intelecto para que ela tome hábitos estranhos na regulação do corpo físico, por meio da inteligência das células. Por exemplo, no caso de prisão de ventre, estando o Intelecto ocupado em outra coisa, não permitirá que o corpo responda aos chamados da Mente Instintiva, agindo em resposta ao pedido das células do cólon — nem prestará atenção aos pedidos de água — e a conseqüência é que a Mente Instintiva é incapaz de executar as devidas ordens, e tanto ela como certos grupos celulares chegam a relaxar-se e não saber nem ao menos o que fazer — dando lugar aos maus hábitos que substituem aos bons.

Algumas vezes, dá-se alguma coisa um tanto parecida a uma rebelião, em alguns dos grupos celulares resultante, sem dúvida, de alguma interrupção no curso natural do seu governo, causando uma confusão a introdução de costumes estranhos. Outras vezes, parece que alguns dos grupos menores (e até alguns dos maiores, em certas ocasiões) se declaram "em greve", rebelando-se contra a imposição de um trabalho impróprio e não acostumado — um trabalho fora de hora — e causas análogas, tais como a falta de nutrição apropriada.

Estas pequenas células procedem justamente como o fariam os homens, sob as mesmas circunstâncias — a analogia é, às vezes, surpreendente para o observador e investigador.

Tais rebeliões ou greves parecem continuar a aumentar, se as questões não se resolvem satisfatoriamente, e, mesmo depois de haverem sido resolvidas, parece que as células voltam ao seu trabalho de um modo descontente; em vez de fazê-lo da melhor maneira que elas sabem, farão tão pouco quanto lhes seja possível e quando sentirem gosto em fazê-lo.

Uma restauração das condições normais resultante da nutrição aumentada, a nutrição devida, etc., produzirá, gradualmente, uma volta às condições normais, mas o assunto pode ser ativado, dando aos grupos celulares ordens diretas da vontade. É admirável quão rapidamente a ordem e a disciplina podem ser estabelecidas deste modo. Os yogues elevados têm um poder prodigioso sobre o sistema involuntário e podem agir diretamente sobre quase todas as células do seu corpo. E até alguns dos chamados yogues (?) das cidades da Índia — alguns que são pouco mais do que saltimbancos, que exibem as suas provas a troco de alguns vinténs de cada viajante — podem dar interessantes exibições deste poder, algumas das quais, porém, são desagradáveis às pessoas de sensibilidade delicada e dolorosa para os verdadeiros yogues, os quais lamentam ver uma nobre ciência prostituída de tal modo.

A vontade educada pode agir diretamente sobre estas células e grupos, por um simples processo de concentração direta, mas este meio requer muita educação por parte do estudante. Há outros métodos pelos quais a vontade é posta em jogo pelo estudante, repetindo certas palavras com o fim de localizar a sua vontade. As auto-sugestões e as afirmações do mundo ocidental agem deste modo. As palavras focalizam a atenção e a vontade sobre o centro da moléstia e gradualmente, a ordem se restabelece entre as células grevistas, projetando também uma soma de prana no lugar da moléstia, dando, assim, energia adicional às células.

Ao mesmo tempo, é aumentada a circulação para a região afetada, dando às células mais nutrição e material de construção.

Um dos métodos mais simples para chegar ao lugar da dor e dar uma ordem vigorosa às células é ensinado pelos Hatha-Yogues aos seus estudantes para que se valham dele até que possam usar a vontade concentrada sem nenhum auxílio. O método é simplesmente "falar" à parte ou órgão rebelde, dando-lhe ordens, da mesma forma que se faria com um grupo de crianças de escola ou um pelotão de recrutas no exército. Daí a ordem positiva e firme, dizendo ao órgão exatamente o que desejais que faça, repetindo a ordem severamente várias vezes. Uma palmada ou um toque suave sobre a parte afetada, ou sobre a parte do corpo que está acima dela, chamará a atenção do grupo celular, da mesma forma que uma palmada no ombro de um homem o faz deter, voltar o rosto e escutar o que tendes a dizer-lhe.

Não suponhais, agora, vos suplicamos, que estamos procurando dizer-vos que as células têm ouvidos e compreendem as palavras da linguagem particular que podeis estar usando.

O que realmente acontece é que as palavras ditas com intensidade ajudam-vos a formar a imagem mental expressa pelas palavras, e esta significação vai diretamente ao ponto, pelos canais do sistema nervoso simpático e dirigida pela Mente Instintiva, e é facilmente compreendida pelos grupos celulares e até mesmo pelas células individuais.

Como já dissemos, uma quantidade adicional de prana e uma quantidade aumentada de sangue vão também à região afetada, sendo para ali dirigida pela atenção concentrada da pessoa que transmite a ordem. As ordens de um curdor podem ser dadas da mesma forma, recebendo a ordem da Mente Instintiva e transmitindo-a ao lugar da revolta celular. Isto pode parecer quase infantil a muitos de nossos estudantes, mas há boas razões científicas em tal fato e os yogues consideram este meio como o mais simples pelo qual as ordens possam chegar às células. Assim, pois, não descarteis isto com desdém, enquanto não o houverdes ensaiado um pouco. Tem resistido à prova dos séculos, e nada melhor tem sido encontrado.

Se quiserdes executar este método sobre alguma parte do vosso corpo ou o de algum outro que não funcione apropriadamente, dai algumas pancadas suaves com a palma da mão na parte afetada, dizendo com veemência (por exemplo): "Vamos, Fígado, deves fazer melhor teu trabalho — estás demasiado preguiçoso para servir-me — espero que faças melhor de agora em diante — ao trabalho — ao trabalho, te digo, e deixa-te de loucuras."

Não são necessárias estas próprias palavras, usai as que melhores se vos apresentarem; basta que dêem uma ordem positiva e enérgica para que o órgão faça a sua obra. A ação do coração pode ser melhorada da mesma forma, mas deve-se proceder de um modo mais suave, em vista de que o grupo celular do coração é possuidor de um grau de inteligência muito mais elevado que o do fígado, por exemplo, e deve ser tratado de um modo mais respeitoso. Lembrai ao coração, com doçura, que esperais que ele faça o seu trabalho de maneira melhor, mas falai-lhe docilmente e não tenteis "humilhá-lo", como o faríeis com o fígado. O grupo celular do coração é o grupo mais inteligente dos que regulam qualquer dos órgãos — o grupo do fígado é o mais tolo e menos inteligente, sendo de uma disposição decididamente obtusa e teimosa como o burro, ao passo que o coração é como um cavalo manso, inteligente e atento. Se o vosso fígado é rebelde, deveis repreendê-lo com dureza, relembrando-lhe suas propensões para a teimosia.

O estômago é muito inteligente ainda que não tanto como o coração. O cólon é muito obediente, bem como paciente e tolerante. Pode-se dar ao cólon a ordem de evacuar o seu conteúdo a certa hora, todas as manhãs (declarando a hora) e se confiais bastante nele para, a essa hora particular, ir à privada — persistindo no empenho — notareis que o cólon, num curto tempo, fará o que desejais. Mas recordai que o cólon tem sido vítima de muitos abusos e, talvez, leve algum tempo para recobrar a confiança.

A menstruação irregular pode ser regularizada e adquirir hábitos normais em alguns meses, marcando a época devida no calendário e depois diariamente, dando-se a gente mesmo um moderado tratamento, como mencionamos acima, dizendo aos grupos celulares que dirigem a função, que agora faltam tantos dias para que chegue a data esperada e que desejais que estejam prontas para fazer o seu trabalho de modo que, quando chegue o tempo, tudo seja normal. À proporção que o tempo se aproxima, chamai a atenção do grupo, no sentido de que a data se está aproximando cada vez mais e que deve atender às suas ocupações. Não deis as ordens de maneira frívola, e sim como se realmente estivésseis dando ordem — e deveis dá-las — e elas serão obedecidas. Temos visto muitos casos de menstruação irregular aliviados deste modo, no intervalo de um a três meses.

Isto vos pode parecer ridículo, mas tudo quanto temos a dizer-vos é que o experimenteis vós mesmos. Não temos espaço para indicar-vos o método a seguir para cada doença, mas vós haveis de ver facilmente que é exatamente o órgão ou grupo que regula o lugar da doença, pelo que temos dito em outros capítulos, e podereis, depois, dar-lhes as ordens. Se não sabeis qual é o órgão que causa a doença, conhecereis, pelo menos, a região da perturbação e podeis dirigir as vossas ordens a essa parte do corpo. Não é necessário conhecerdes o nome do órgão — dirigi as vossas ordens à região e dizei-lhe: "Vamos! ouve!", etc.

Este livro não está destinado a ser um trabalho sobre a cura de moléstias; o seu fim é assinalar o caminho da saúde pela prevenção da doença, mas essas pequenas insinuações para a restauração do funcionamento normal dos órgãos que têm sido mal-atendidos, podem vos ajudar um pouco.

Ficareis surpreendidos pelo grau de domínio que podeis adquirir sobre o vosso corpo, seguindo os métodos anteriores e variações dos mesmos. Podereis aliviar as vossas dores de cabeça, fazendo com que o sangue desça; aquecer os vossos pés, se os tendes frios, ordenando ao sangue que flua para eles em quantidade aumentada, seguindo-a também, como é natural, o prana; podeis igualar a circulação, estimulando, deste modo, o corpo inteiro a aliviar regiões cansadas do corpo.

Enfim, são inumeráveis as coisas que podeis fazer neste sentido, tão-somente tendo a paciência para executá-las. Se não souberdes, com exatidão, que ordens dar, podeis dizer à parte: "Vamos, faze-o melhor — tenho necessidade de que esta dor se acalme — tenho necessidade que faças melhor", ou alguma coisa semelhante. Porém, tudo isso, naturalmente, requer prática e paciência, pois não existe estrada real para conduzir a esse resultado.

CAPÍTULO XX

ENERGIA PRÂNICA

O estudante notará à proporção que for lendo os capítulos deste livro, que existe uma face esotérica e outra exotérica da Hatha-Yoga. Por "esotérico", queremos dizer "designado somente para os especialmente iniciados; privado" (Dicionário de Webster). O lado exotérico ou público do assunto consiste na teoria da obtenção da nutrição do alimento — as propriedades irrigadoras e eliminadoras da água — a utilidade dos raios solares para estimular o crescimento e a saúde — o benefício dos exercícios — a utilidade da respiração apropriada — o benefício derivado do ar puro, etc. etc.

Essas teorias são tão bem-conhecidas do mundo ocidental, como o são do oriental; tanto os ocultistas como os não-ocultistas reconhecem a sua verdade e os benefícios que se obtém, pondo-os em prática. Mas existe outra face do assunto, muito familiar para os orientais e ocultistas em geral, porém desconhecida para o mundo ocidental e geralmente ignorada entre aqueles que não prestam atenção aos estudos ocultos. Esta face esotérica do assunto gira ao redor do que é conhecido pelos orientais como prana. Estes e todos os ocultistas sabem que o homem obtém prana e nutrição do alimento; — prana e um efeito purificador da água que bebe; — prana apropriadamente distribuído, e também desenvolvimento muscular nos exercícios físicos; — prana e calor dos raios solares; — prana e também oxigênio do ar que respira; — e assim sucessivamente. Este assunto de prana está entretecido com toda a filosofia da Hatha-Yoga e deve ser considerado com seriedade pelos seus estudantes. Em conseqüência, vamos considerar a questão: — "Que é prana?"

Explicamos a natureza e os usos de prana em nosso pequeno livro "Ciência da Respiração" e também em nossa "Filosofia Yogue e Ocultismo Oriental", conhecida mais geralmente por "Lições Yogues" (1904). E nos desagrada encher as páginas deste livro com o que já foi dito em outros livros nossos porque pode parecer uma repetição. Mas, neste caso e em alguns outros, devemos repetir o que já dissemos, porque muitas pessoas que lerem este livro poderão ter visto as outras publicações nossas, e omitir qualquer menção de prana seria prejudicial. E, além disso, uma obra sobre Hatha-Yoga, sem uma descrição de prana, seria absurdo. Não ocuparemos, todavia, muito espaço em nossa descrição e procuramos dar unicamente a essência do assunto.

Os ocultistas de todos os tempos e países ensinaram sempre, geralmente em segredo, a alguns discípulos, que, no ar, na água, no alimento, na luz do sol em todas as partes, enfim, se encontrava uma substância ou princípio do qual toda atividade, energia, poder e vitalidade se derivavam. Divergiam nos nomes e termos que davam a esta fôrça, bem assim nos detalhes de suas teorias, mas o princípio fundamental encontrava-se em todos os ensinamentos ocultos e em todas as filosofias e tem sido encontrado entre os ensinamentos e práticas dos yogues orientais de há muitos séculos. Preferimos designar este princípio vital pelo nome que é conhecido entre os mestres e estudantes hindus — gurus e chelas — e temos usado para este propósito a palavra sânscrita "prana", que significa "energia absoluta".

Muitas autoridades, entre os ocultistas, ensinam que o que é denominado prana pelos yogues, é o princípio universal de energia ou força, e que toda energia ou força deriva deste princípio, ou antes, é uma forma particular de manifestação do mesmo. Estas teorias não são necessárias para o exame do assunto que motiva esta obra e, conseqüentemente, nos limitaremos a considerar prana como o princípio de energia manifestado em todas as formas viventes e que as distingue das inanimadas. Podemos considerá-lo como o princípio ativo da vida, ou força vital, se quiserdes.

Encontra-se em todas as formas de vida, desde a ameba até o homem — desde a vida vegetal mais elementar, até a mais elevada vida animal. Prana penetra tudo. Acha-se em todas as formas animadas, e como a filosofia oculta ensina que a vida está em tudo — em cada átomo — podemos deduzir, de seus ensinamentos, que prana está em tôdas as partes e em tôdas as coisas e que a aparente falta de vida em alguma parte delas é apenas um grau menor de manifestação. Prana não deve ser confundido com o Ego — partícula do Espírito Divino em cada alma, em volta da qual aglomera-se matéria e energia. Prana é simplesmente uma forma de energia empregada pelo Ego na sua manifestação material.

Quando o Ego abandona o corpo, o prana, já não estando mais sob o seu domínio, responde ùnicamente às ordens dos átomos individuais ou grupos de átomos que formam o corpo e quando êste se desintegra e se resolve em seus elementos originais, cada átomo toma consigo o prana suficiente, que o habilita a formar novas combinações, voltando o prana não empregado ao grande depósito universal de onde procede. Enquanto existe domínio do Ego, existe coesão e, por sua vontade, os átomos mantêm-se unidos.

Prana é o nome com que designamos um princípio universal, o qual é a essência de todo movimento, fôrça ou energia, quer se manifeste como gravitação, eletricidade, revolução planetária ou qualquer forma de vida, da mais elevada à mais inferior. Pode ser chamada a alma da fôrça e da energia em tôdas as suas manifestações, ou o princípio que, operando de certo modo, produz a forma de atividade que acompanha a vida.

Êste grande princípio existe em tôdas as formas de matéria e, não obstante, não é matéria. Está no ar, mas não é o ar nem nenhum dos seus elementos químicos. Está no alimento que comemos e, entretanto, não é a mesma coisa que as substâncias nutritivas do alimento. Está na água que bebemos e não é nenhuma das substâncias químicas que, combinadas, constituem a água. Está na luz solar e não é o calor nem os raios luminosos. É a "energia" que existe em tôdas as coisas — as coisas agem simplesmente como um condutor.

E o homem pode extraí-lo do ar, do alimento, da água, da luz solar e utilizá-lo em proveito do seu próprio organismo. Porém, não nos compreendam mal; não temos a intenção de declarar que o prana está nessas coisas, simplesmente para que possa ser usado pelo homem. Longe disso — o prana está, nestas coisas, cumprindo a grande lei da natureza e a habilidade do homem para extrair uma porção dele e usá-la é apenas um incidente. A força existiria mesmo que o homem não existisse.

As vidas animal e vegetal respiram-no com o ar, mas se o ar não o contivesse, morreriam, fosse qual fosse a quantidade de ar respirado. É recebido pelo sistema juntamente com o oxigênio, e não é o oxigênio.

Prana está no ar atmosférico, porém está também em toda parte e penetra até onde o ar não pode chegar.

O oxigênio do ar é assimilado pelo sangue e utilizado no sustentamento da vida animal, e o carbono desempenha uma função similar na vida vegetal, mas o prana tem a sua função própria e distinta nas manifestações da vida, além das funções fisiológicas.

Constantemente, estamos inalando o ar carregado de prana, e também, constantemente, extraímos este daquele, apropriando-o para o nosso uso. Sendo o prana, no seu estado mais livre, encontrado no ar, e em quantidade regular, quando este é puro, tiramo-lo dessa fonte mais facilmente do que de qualquer outra. Na respiração ordinária, absorvemos e extraímos uma quantidade normal de prana, mas, pela respiração dirigida e regulada (geralmente conhecida como respiração yogue), pomo-nos em condições de extrair uma quantidade maior, que se encontra no cérebro e nos centros nervosos para ser utilizada quando for necessário. Podemos armazenar prana da mesma forma que os acumuladores armazenam eletricidade.

Os numerosos poderes atribuídos aos ocultistas adiantados são, em grande parte, devidos ao conhecimento deste fato e ao uso inteligente desta energia acumulada. Os yogues sabem que, por certas formas de respiração, podem estabelecer determinadas relações com o depósito de prana e dispor dele para as suas necessidades. Não só fortalecem, deste modo, todas as partes do corpo, como também o próprio cérebro pode receber um aumento de energia da mesma origem, as faculdades latentes serem desenvolvidas e adquire-se poderes psíquicos.

Aquele que possui a faculdade de armazenar prana, quer seja consciente, quer inconscientemente, irradia vitalidade e força, freqüentemente, a qual é sentida pelos que se põem em contato com ele e tal pessoa pode comunicar a sua força a outros e dar-lhes um acréscimo de saúde e vitalidade. O que é chamado "cura magnética" se produz desta maneira, embora muitos dos magnetizadores não percebam a origem do seu poder.

Os cientistas ocidentais tiveram alguma idéia da existência desse grande princípio, do qual o ar está carregado, mas, vendo que escapa à análise química e que não é registrado por nenhum dos seus instrumentos, geralmente tratam com desdém essa teoria oriental.

Não podendo explicar este princípio, negaram-no. Parecem reconhecer que o ar de certos lugares possui uma certa quantidade de "alguma coisa" e os médicos mandam os doentes para esses lugares com a esperança de vê-los recuperar a saúde.

O oxigênio do ar é assimilado pelo sangue e utilizado pelo sistema circulatório. O prana do ar é assimilado pelo sistema nervoso e utilizado na sua obra. E assim como o sangue oxigenado circula por todas as partes do organismo e cuida da sua construção e reparação, assim também o prana circula por todas as partes do sistema nervoso, agregando forças e vitalidade.

Se nós representamos prana como o princípio ativo daquilo que chamamos vitalidade, poderemos fazer uma idéia muito mais clara do papel importante que desempenha em nossa vida. Da mesma forma que o oxigênio do sangue é consumido pelas necessidades do sistema, a provisão do prana é esgotada pelos nossos pensamentos, volições, ações, etc., e torna-se necessário, conseqüentemente, uma reposição constante. Cada pensamento, ato, esforço de vontade e movimento de um músculo gasta uma certa quantidade do que chamamos força nervosa, a qual, em realidade, é uma forma de prana. Para mover um músculo, o cérebro envia um impulso pelos nervos e o músculo se contrai, ocasionando um dispêndio de prana proporcionado ao esforço realizado. Se levarmos em conta que a maior soma de prana adquirida pelo homem chega até por meio de ar inalado, é fácil apreciar a importância de uma respiração correta.

Deve-se notar que as teorias científicas ocidentais referentes à respiração se limitam à absorção do oxigênio e o seu uso através do sistema circulatório, ao passo que a teoria yogue também leva em conta a absorção de prana e a sua manifestação pelos canais do sistema nervoso.

O sistema nervoso do homem divide-se em dois grandes sistemas, a saber: — o sistema cérebro-espinhal e o sistema simpático.

O sistema cérebro-espinhal consiste em toda aquela parte do sistema nervoso contida na cavidade craniana e no canal espinhal, isto é, o cérebro e a medula espinhal, bem como os nervos que ramificam de ambos. Tal sistema preside às funções da vida animal, conhecidas como volição, sensação, etc.

O sistema simpático inclui toda aquela parte do sistema nervoso localizado principalmente nas cavidades torácicas, abdominal e pélvica, que se distribui aos órgãos internos. Regula os processos involuntários, tais como o crescimento, a nutrição, etc.

O sistema cérebro-espinhal tem sob a sua dependência a vista, o ouvido, o olfato, o gosto, o tato, e é o motor que o Ego emprega para pensar, manifestar consciência e pôr-se em comunicação com o mundo exterior.

Este sistema pode comparar-se a um sistema telefônico, o cérebro constituindo o centro geral, e a medula espinhal e os nervos, os cabos e fios, respectivamente.

O cérebro é uma massa de tecido nervoso e consta de três partes: o cérebro propriamente dito, que ocupa a parte anterior, média e posterior do crânio; o cerebelo ou "pequeno cérebro", que enche a parte inferior e posterior do crânio; e a medula oblongada, que é o princípio dilatado da medula espinhal e está situada defronte do cérebro.

O cérebro é o órgão daquela parte da mente que se manifesta pela ação intelectual; o cérebro rege o movimento dos músculos voluntários. A medula oblongada é o extremo superior da medula espinhal, e desta e do cérebro ramificam-se os nervos cranianos que se estendem a várias partes da cabeça, aos órgãos dos sentidos especiais da respiração e alguns do tórax e do abdômen.

A medula espinhal, que enche o canal da coluna vertebral, é uma longa massa de substância nervosa, que se ramifica, por entre as vértebras, em nervos que se dirigem a todas as partes do corpo. A medula espinhal é semelhante a uma longo cabo telefônico, e os nervos aos fios de uso particular em relação com aquele.

O sistema nervoso simpático consta de uma dupla cadeia de gânglios paralelos à coluna vertebral e de gânglios disseminados na cabeça, pescoço, peito e abdômen. (Gânglio é uma massa de tecido nervoso que contém células nervosas). Estes gânglios estão em relação com outros por filamentos e com o sistema cérebro-espinhal pelos nervos motores e sensitivos. Destes gânglios ramificam-se numerosas fibras e dirigem-se aos órgãos do corpo, vasos sangüíneos, etc. Em diferentes pontos, os nervos encontram-se e formam o que se conhece pelo nome de plexo. O sistema simpático regula, de fato, os processos involuntários, tais como a circulação, a respiração e a digestão.

O poder ou força que se transmite do cérebro a todas as partes do corpo por meio de nervos é conhecido pela ciência ocidental como *força nervosa;* mas o yogue sabe que é manifestação de prana, tendo caracteres similares aos da corrente elétrica. Vê-se que, sem esta força nervosa, o coração não pode bater, o sangue circular, os pulmões respirar, diversos órgãos funcionar e, enfim, que sem ela, o maquinismo do corpo pararia. Ainda mais, o cérebro mesmo não pode pensar sem a presença de prana. Quando se consideram estes fatos, a importância de absorção de prana se torna evidente para todos; a ciência de respirar adquire um valor maior do que aquele que a ciência lhe concede.

Os ensinamentos yogues vão além da ciência ocidental, em uma importante particularidade do sistema nervoso. Aludimos ao que aquela chama plexo solar e considera simplesmente como uma das séries de aglomerações de nervos simpáticos e gânglios, que se encontram em diferentes partes do corpo. A ciência yogue ensina que este plexo é, em realidade, uma parte muito importante do sistema nervoso e constitui uma espécie de cérebro que desempenha uma das missões mais importantes da economia humana.

A ciência ocidental, porém, parece aproximar-se gradualmente do reconhecimento deste fato, conhecido pelos yogues orientais desde séculos, e alguns escritores ocidentais modernos denominaram o plexo solar *cérebro abdominal.*

O plexo solar está situado na região epigástrica, atrás da boca do estômago e de cada lado da coluna vertebral. Compõe-se de matéria cerebral branca e cinzenta, semelhante à dos outros cérebros do homem. Tem sob o seu domínio os principais órgãos internos e desempenha um papel mais importante do que geralmente se lhe reconhece. Não aprofundaremos a teoria dos yogues, concernente ao plexo solar e limitar-nos-emos a dizer que o conhecem como o grande depósito central de prana. É um fato conhecido o da morte instantânea dos homens, produzida por uma pancada forte descarregada sobre o plexo solar e os lutadores profissionais aproveitam-se desta vulnerabilidade para paralisar momentaneamente os seus adversários, batendo-lhes naquela região.

O nome de *solar* é bem aplicado a este *cérebro,* porque irradia força e energia para todas as partes do corpo, e até o cérebro superior depende dele, dada a sua qualidade de depósito de prana. Tarde ou cedo, a ciência ocidental reconhecerá a função real do plexo solar e conceder-lhe-á um posto muito mais importante do que ocupa atualmente nos seus ensinamentos e livros de texto.

CAPÍTULO XXI

EXERCÍCIOS PRÂNICOS

Dissemo-vos, em outros capítulos dêste livro, como pode o prana ser obtido do ar, do alimento e da água.

Demos-vos instruções detalhadas sobre a respiração, a comida e o uso dos líquidos. Fica-nos pouca coisa mais a dizer-vos sobre o assunto. Porém, antes de deixá-lo, acreditamos que seria bom dar-vos uma parte da teoria e prática mais elevada da Hatha-Yoga, a respeito da aquisição e distribuição da prana.

Aludimos ao que se chamou "Respiração Rítmica", que é a chave de muitas das práticas da Hatha-Yoga.

Tudo está em vibração. Desde o menor dos átomos até o maior dos sóis, tudo vibra. Na natureza, não há nada em absoluto repouso e um átomo privado de vibração destruiria o Universo. Em vibração incessante é executada a obra universal.

A matéria é constantemente manipulada pela energia, e inumeráveis formas de variedades sem número resultam; todavia, apesar disso, nem as formas nem as variedades são permanentes. Começam a mudar desde o momento em que são criadas; delas surgem formas inumeráveis que, por seu turno, mudam também e dão nascimento a outras novas, e assim em contínua sucessão infinita. Nada é permanente no mundo das formas, e a grande Realidade é imutável. As formas não são mais do que aparências, vão e vêm, mas a realidade é eterna e invariável.

Os átomos do corpo humano estão em constante vibração e nele ocorrem mudanças incessantes. Em poucos meses, realiza-se uma mudança quase completa das matérias que compõem o corpo, e apenas um ou outro átomo, dos que agora formam o nosso corpo, encontrar-se-á nele, dentro de alguns meses. Vibração, constante vibração. Mudança, constante mudança.

Em toda vibração há certo ritmo, o ritmo compenetra o Universo. O movimento do planeta ao redor do sol, a ascensão e queda do mar, o pulsar do coração, o fluxo e refluxo das marés — tudo obedece a leis rítmicas. Os raios do sol chegam até nós e a chuva cai, obedecendo à mesma lei.

Todo crescimento é apenas uma manifestação desta lei. Todo movimento é uma exibição da lei do ritmo.

Os nossos corpos estão sujeitos a leis rítmicas, como o planeta em sua revolução ao redor do sol.

Grande parte do aspecto esotérico da Ciência Yogue da Respiração é baseada neste conhecimento do princípio da natureza. Utilizando inteligentemente o ritmo do corpo, o yogue pode absorver uma grande quantidade de prana e produzir com ela os resultados que deseja. Mais tarde falaremos, mais detidamente, deste assunto.

O corpo que ocupais é como que um pequeno braço de mar que penetra na terra, e ainda que mostre obedecer apenas a leis próprias, realmente está subordinado ao fluxo e refluxo das marés do oceano.

O grande mar da vida avança e recua, eleva-se e abate-se; e nós respondemos ao seu ritmo e vibração. Em condições normais, recebemos a vibração e o ritmo do grande oceano de vida e respondemos ao seu influxo; mas, quando a entrada do braço de mar está obstruída com despojos, vemo-nos privados de receber os impulsos do Oceano-Pai e a discordância se manifesta em nós.

Tereis ouvido dizer que uma nota de violino, vibrada repetidamente e em ritmo, põe em atividade uma série de vibrações que, no devido tempo, destruirão uma ponte. O mesmo resultado se produz quando um regimento de soldados atravessa uma ponte, e em tais casos, é sempre dada a ordem de "quebrar a cadência" da marcha, para evitar que a vibração produza uma catástrofe, destruindo a ponte e o regimento. Estas manifestações do movimento rítmico darão uma idéia do efeito da respiração rítmica sobre o corpo. O sistema inteiro toma as vibrações e chega a pôr-se em harmonia com a vontade que produz o movimento rítmico dos pulmões; e, enquanto durar tão completa harmonia, responderá facilmente a ordens da vontade.

Com o corpo assim organizado o yogue não encontra dificuldade para aumentar a circulação em qualquer parte do corpo, por meio de uma ordem da vontade ou dirigir uma corrente maior da força nervosa a qualquer parte ou órgão para o estimular e fortalecer.

E, da mesma forma, o yogue, pela respiração rítmica, põe-se em uníssono e é capaz de absorver uma grande quantidade de prana, que fica à disposição da sua vontade. Pode empregá-la e a emprega como um veículo para transmitir pensamentos a outros e atrair para ele todos aqueles cujos pensamentos estão em harmonia com a mesma vibração.

Os fenômenos de telepatia, transmissão do pensamento, cura mental, mesmerismo, etc., fenômenos conhecidos de há séculos pelos yogues, porém que só agora despertam um interesse intenso no mundo ocidental, podem tornar-se muito mais poderosos, se a pessoa emissora do pensamento o faz depois de haver respirado ritmicamente.

A respiração rítmica aumentará a eficácia da respiração mental, magnética etc., em alguns centos por cento.

Na respiração rítmica o que principalmente se deve adquirir é a idéia mental do ritmo. Para aqueles que conhecem alguma coisa de música, a idéia da medida dos tempos é familiar; para os outros, o passo rítmico dos soldados: "esquerda, direita; um, dois, três, quatro; um, dois, três, quatro", lhes dará a idéia.

Os yogues baseiam o seu tempo rítmico numa unidade correspondente ao bater de seu coração.

O pulsar do coração varia nas diferentes pessoas mas a unidade de pulsação de cada pessoa é que servirá de modelo rítmico adequado a esses indivíduos, na sua respiração rítmica. Observe cada um em si mesmo o pulsar normal do coração, colocando os dedos no pulso — e então conte: 1, 2, 3, 4, 5, 6; 1, 2, 3, 4, 5, 6, etc. até que o ritmo chegue a ficar bem fixo na mente. Um pouco de prática fixará o ritmo de modo a poder reproduzir-se facilmente.

O principiante inala, geralmente, em seis unidades de pulso, aproximadamente, mas, com a prática, será capaz de aumentar muito esta cifra.

A regra yogue para a respiração rítmica é que as unidades de inalação e exalação devem ser as mesmas, ao passo que as de retenção e descanso entre as respirações devem ser a metade do número empregado na inalação e exalação.

O seguinte exercício de Respiração Rítmica deve ser aprendido perfeitamente, pois ele constitui a base de outros numerosos exercícios, aos quais mais adiante faremos referências:

1 — Sentado, com o busto elevado, numa posição cômoda, de maneira que o peito, o pescoço e a cabeça estejam tão próximos da linha reta quanto seja possível, com os ombros inclinados para trás e as mãos descansando comodamente sobre os joelhos. Nesta posição, o peso do corpo é suportado, em grande parte, pelas costelas e pode manter-se a posição comodamente. O yogue observou que não se podem obter os melhores efeitos da respiração rítmica quando se está com o peito contraído e o abdômen saliente.

2 — Inalar com lentidão uma Respiração Completa, contanto seis unidades de pulso.

3 — Reter a respiração, contando três unidades de pulso.

4 — Exalar lentamente pelo nariz, contando seis unidades de pulso.

5 — Contar três pulsações entre as respirações.

6 — Repetir algumas vezes, mas evitando a fadiga, no começo.

7 — Antes de se dar por terminado o exercício, pratique-se a Respiração Purificadora, que descansará e limpará os pulmões.

Depois de um pouco de prática, poder-se-á aumentar a duração das inalações e exalações, até que decorram quinze unidades de pulso. Neste aumento, é preciso recordar que as unidades para retenção e descanso devem ser a metade das unidades para a inalação e exalação.

Não se deve exagerar o esforço para aumentar a duração da respiração, mas deve-se pôr tanta atenção quanto seja possível para adquirir o "ritmo", pois isto é mais importante que a extensão da respiração. Pratique-se e execute-se até adquirir o compasso do movimento vibratório através de todo o corpo. Requererá um pouco de prática e perseverança, mas a satisfação que se experimenta pelo progresso obtido tornará fácil a tarefa. O Yogue é o homem mais paciente e perseverante e as suas grandes conquistas são devidas, em grande parte, à posse destas qualidades.

GERAÇÃO DE PRANA

Deitado, estendido no chão ou sobre a cama, sem nenhuma tensão muscular, descansando ligeiramente as mãos sobre o plexo solar (sobre a boca do estômago, onde as costelas começam a separar-se) respirar ritmicamente. Depois que o ritmo estiver completamente estabelecido, *querer* que cada inalação introduza uma quantidade maior de prana ou energia vital do depósito universal, a qual será recebida pelo sistema nervoso e armazenada no plexo solar. A cada inalação, queira-se que o prana ou energia vital se distribua em todo o corpo, a cada órgão e parte; a cada músculo, célula e átomo; aos nervos, artérias e veias; da cabeça aos pés; vigorizando, fortalecendo e estimulando cada nervo, sobrecarregando cada centro nervoso; enviando energia, força e vigor a todo o sistema. Enquanto se exerce a vontade, procure-se formar uma pintura mental da corrente penetrante do prana internando-se para ser enviada, com o esforço da expiração, a todas as partes do sistema até a ponta dos dedos das mãos e até dos dedos dos pés. Não é necessário esforçar a vontade. A ordem simples do que se deseja produzir e a pintura mental disso é tudo quanto se precisa. A ordem tranqüila, seguida da pintura mental, é melhor do que o desejo violento, com o qual só se dissipa força, sem utilidade. O exercício mencionado é de grande utilidade; restaura e vigoriza muito o sistema nervoso e produz uma sensação de tranqüilidade em todo o corpo. É especialmente benéfico nos casos em que a pessoa está cansada e sente-se falha de energia.

MUDANÇA DE CIRCULAÇÃO

Deitado ou sentado, com o busto elevado, respirar ritmicamente e, com as expirações, dirigir a circulação para o lugar que se deseja, cuja parte pode estar afetada por uma circulação imperfeita. Isto é eficaz no caso de frio nos pés e nos de dor de cabeça; em ambos os casos, o sangue é enviado para baixo: no primeiro, aquece os pés, e, no segundo, alivia a cabeça de uma pressão excessiva. Freqüentemente, sente-se uma sensação de calor nas pernas, à proporção que a circulação desce. A circulação está, em grande parte, sob o domínio da vontade e a respiração rítmica facilita a tarefa.

PARA SOBRECARREGAR-SE A SI MESMO

Se sentis que a vossa energia vital decresce muito e que tendes necessidade de armazenar rapidamente uma boa provisão, o melhor método é colocardes os pés bem juntos, lado a lado, naturalmente, e fechar os dedos de ambas as mãos do modo que vos pareça mais cômodo. Isto é como fechar um circuito e impede todo escapamento de prana através das extremidades. Respirai, em seguida, rítmicamente algumas vezes e o efeito da sobrecarga far-se-á sentir.

PARA ESTIMULAR O CÉREBRO

Os yogues verificaram que é muito útil o seguinte exercício para estimular a ação do cérebro, com o fim de produzir raciocínio e pensamentos claros. Tem um poder admirável para clarear as idéias e tonificar o sistema nervoso e aqueles que se consagram a trabalhos mentais achá-lo-ão muito útil, pois não só os habilitará para fazerem melhor o seu trabalho, como também lhes proporcionará um meio de refrescarem e descarregarem a mente, após um árduo trabalho intelectual.

Sentai-vos numa posição elevada, mantendo a coluna espinhal reta, com a vista bem em frente e as mãos descansando sobre a parte superior das pernas. Respirai ritmicamente, mas, em vez de fazê-lo pelas duas fossas nasais, como nos exercícios ordinários, comprimi com o dedo polegar o conduto esquerdo do nariz e inalai pelo conduto direito; então, tirai o polegar, fechai o conduto direito com um dedo e exalai pela fossa nasal esquerda; depois, sem mudar os dedos, inalai pelo conduto esquerdo e trocando os dedos exalai pelo direito.

Em seguida, inalai pelo direito e exalai pelo esquerdo, e assim sucessivamente, alternando as fossas nasais, que acabamos de mencionar, fechando o conduto não usado com o polegar ou o indicador. Esta é uma das formas mais antigas de respiração yogue, muito importante e valiosa e muito digna de ser adquirida. Porém para os yogues, é sumamente divertido saber que este método é freqüentemente apresentado no mundo ocidental como o *segredo completo* da Respiração Yogue.

Para a mente de muitos leitores ocidentais, a Respiração Yogue nada mais sugere do que o quadro seguinte: um hindu sentado de forma elevada e alternando os condutcs do nariz, no ato de respirar. *Isto só e nada mais.* Confiamos que esta pequena obra abrirá os olhos do mundo ocidental às grandes possibilidades da Respiração Yogue e aos numerosos métodos pelos quais pode ser empregada.

A GRANDE RESPIRAÇÃO PSÍQUICA YOGUE

Os Yogues têm uma forma favorita de respiração psíquica que praticam de vez em quando, à qual foi dado um nome sânscrito, cujo equivalente é, de um modo geral, o acima mencionado. Dâmo-lo no fim, porque requer que o estudante esteja prático na respiração rítmica e na formação das imagens mentais, o que agora terá adquirido pelos exercícios precedentes. Os princípios gerais da Grande Respiração podem ser resumidos no antigo provérbio hindu: "Bendito é o yogue que pode respirar através dos seus ossos".

Este exercício encherá de prana o sistema inteiro e o estudante sairá dele como cada osso, músculo, nervo, célula, tecido, órgão e parte, vigorizado e harmonizado pelo prana e o ritmo da respiração. É um purificador completo e geral do sistema, e aquele que o pratica cuidadosamente sentirá como se lhe fosse dado um corpo novo, recentemente criado, do cimo da cabeça à ponta dos dedos dos pés. Deixemos que o exercício fale por si mesmo:

1 — Deitar-se numa posição perfeitamente cômoda e sem tensão muscular.

2 — Respirar ritmicamente até que o ritmo esteja perfeitamente estabelecido.

3 — Então, inalando e exalando, formar a imagem mental de que a respiração é absorvida através dos ossos das pernas e expelida através dos mesmos; em seguida, através dos ossos dos braços; depois, através da superfície do crânio; em seguida, através do estômago; depois, através dos órgãos da reprodução; depois, como se estivesse viajando para cima e para baixo ao longo da coluna espinhal; e, finalmente, como se a respiração se inalasse e exalasse através de cada poro da pele, enchendo todo o corpo de prana e de vida.

4 — Em seguida (respirando ritmicamente), enviar a corrente de prana aos sete centros vitais, por turno, do seguinte modo e usando a pintura mental, como nos exercícios anteriores:

a) À testa.

b) À parte posterior da cabeça.

c) À base do cérebro.

d) Ao plexo solar.

e) À região sacra (parte inferior da espinha dorsal).

f) À região do umbigo.

g) À região reprodutora.

Terminar, fazendo circular a corrente de prana aqui, ali e além, da cabeça aos pés, várias vezes.

5 — Concluir com a Respiração Purificadora.

CAPÍTULO XXII

CIÊNCIA DA RELAXAÇÃO

A ciência da relaxação constitui uma parte muito importante da filosofia da Hatha Yoga e muitos yogues têm dedicado grande cuidado a este ramo do assunto. À primeira vista, poderia parecer ao comum dos leitores que a idéia de ensinar às pessoas como hão de relaxar seu corpo — descansá-lo — é ridícula, dado que cada um devia conhecer como executar este ato tão simples. E isto é justo, em parte, em relação à generalidade dos homens. A natureza nos ensina como descansar com perfeição — a criança é professora nesta ciência. Mas, à proporção que nos tornamos mais velhos, adquirimos muitos hábitos artificiais, dando, com isto, margem a que desapareçam os hábitos naturais. Assim é que, na atualidade, os ocidentais podem receber dos yogues um pouco de ensino neste sentido.

A generalidade dos médicos poderia dar testemunhos muito interessantes em relação ao fato de falta de êxito das pessoas na compreensão dos primeiros princípios da relaxação — êles sabem que uma grande porcentagem das moléstias nervosas das pessoas são devidas à ignorância do "modo de descansar".

Descanso e relaxação são coisas muito diferentes de "modorra", "preguiça", etc. Pelo contrário, aquêles que aprenderam a ciência da relaxação, geralmente são os mais ativos e enérgicos; mas não malbaratam a energia e levam em conta cada movimento.

Consideremos a questão da relaxação e procuremos ver o que ela significa justamente. Para compreendê-la melhor, consideremos primeiro a sua contrária, o seu pólo oposto — a contração.

Quando desejamos contrair um músculo, para executar alguma ação, dirigimos um impulso do cérebro ao músculo, enviando-lhe uma quantidade extra de prana, e o músculo se contrai. O prana viaja sobre os nervos motores, chega ao músculo e faz que se contraiam as suas extremidades, produzindo, assim, um puxão no membro ou parte que se deseja mover, para pô-lo em ação.

Se desejamos molhar a pena no tinteiro o nosso desejo se manifesta em ação, porque o nosso cérebro envia uma corrente de prana a certos músculos, do nosso braço direito, mãos, dedos, e os músculos, contraindo-se, por sua vez, levam a nossa pena ao tinteiro, molham-na e a trazem ao papel.

O mesmo se dá com cada ato do corpo, consciente ou inconscientemente. Nos atos conscientes, as faculdades conscientes enviam uma mensagem à Mente Instintiva, a qual imediatamente obedece à ordem, enviando a corrente de prana à parte desejada. Nos movimentos inconscientes, a Mente Instintiva não espera ordens, ela atende à obra toda, ao mandato e à execução. Mas, cada ação, consciente ou inconsciente, gasta uma certa soma de prana, e se a soma assim gasta excede a soma que o sistema tem o hábito de armazenar, o resultado é que a pessoa cede ao cansaço e se enfraquece.

A fadiga de um músculo particular é alguma coisa diferente, e resulta do trabalho não acostumado que lhe faz executar, em virtude da quantidade extraordinária de prana que a ele foi dirigida para contraí-lo.

Até agora, falamos unicamente dos movimentos atuais do corpo, resultantes da contração muscular que procede da corrente de prana dirigida ao músculo. Há outra forma de usar prana em excesso e o conseqüente depauperamento e prostração dos músculos, que não é tão familiar para as nossas mentes. Alguns de nossos estudantes, que vivem nas cidades, reconhecerão o nosso significado quando comparamos o escoamento de prana ao esgotamento da água produzido por não fechar bem a torneira do lavatório e o resultante gotejar incessante de água. Pois bem, isso é justamente o que, muitos de nós estamos fazendo continuamente — permitimos que o nosso prana esteja se derramando numa corrente constante, com o conseqüente desperdício e destruição dos nossos músculos e, em verdade, de todo o sistema, do cérebro para baixo.

Os nossos estudantes estarão, sem dúvida, familiarizados com o axioma de psicologia: "Os pensamentos tomam forma na ação". O nosso primeiro impulso, quando queremos fazer uma coisa, é fazer o movimento muscular necessário para a realização da ação procedente do pensamento. Mas podemos ser impedidos de fazer o movimento, por outro pensamento que nos mostre a vantagem de reprimir a ação. Podemos estar inflamados pela cólera e experimentar um desejo de bater na pessoa que a causou.

Apenas o pensamento se esboça em nossa mente, já damos o primeiro passo para bater. Mas, antes que o músculo se mova, o nosso juízo melhora, faz enviar um impulso repressivo (tudo isto na fração de um segundo), e o grupo oposto de músculos detém a ação do primeiro grupo.

A dupla ação, a ordem e a contra-ordem é executada tão rapidamente que a mente não pode perceber nenhuma sensação de movimento; entretanto, o músculo tinha começado a tremer no momento em que o impulso restritivo agiu sôbre o outro grupo contrário de músculos e deteve o movimento.

Êste mesmo princípio levado a refinamentos mais extensos, conduz uma leve corrente de prana ao músculo e também uma conseqüente leve contração muscular, seguindo-se muitos pensamentos sem restrição, com um constante escoamento inútil de prana e um gasto perpétuo e esgotamento do sistema nervoso e dos músculos.

Muitas pessoas de um hábito mental excitável, irritável e emocional, mantêm constantemente os seus nervos em ação e os seus músculos em tensão, por estados mentais não restringidos e sem direção. Os pensamentos tomam forma em ação, e uma pessoa de temperamento e hábitos como os acima descritos, permite que, constantemente, os seus pensamentos se manifestem nas correntes que envia aos músculos e na corrente com a contra-ordem que imediatamente se lhe segue.

Pelo contrário, a pessoa que tem naturalmente ou que cultivou uma mente regulada e tranqüila, não terá tais impulsos, nem os seus resultados consecutivos. Caminha bem equilibrada e bem governada, não permitindo que seus pensamentos a arrastem. É senhora, não escrava.

O costume desta tendência dos pensamentos excitáveis a tomar forma em ação e sua repressão chega a ser, com freqüência, um hábito regular — torna-se crônico — e os nervos e músculos das pessoas que o sofrem estão constantemente em tensão, sendo o resultado que há uma constante perda de vitalidade ou prana do sistema inteiro. Tais pessoas têm, geralmente, um número de seus músculos em tensão, o que significa que uma constante, ainda que não necessariamente forte corrente de prana, se está gastando inutilmente e os nervos estão constantemente em uso, conduzindo prana.

Recordamos ter ouvido a história de uma boa anciã, que viajava, em estrada de ferro, para uma localidade próxima. Era tão grande o seu prazer e estava tão ansiosa por chegar ao seu destino que não podia estar quieta no seu assento, mas, pelo contrário, sentando-se no seu bordo, com o corpo bem inclinado para a frente, durante todas as dezesseis milhas de jornada, mentalmente procurava ajudar o trem a correr, dando-lhe uma ajuda mental na direção de sua marcha. Os pensamentos desta senhora estavam tão firmemente fixos no termo da sua viagem, que o pensamento tomou forma em ação, causando-lhe uma contração muscular, em vez de relaxação que devia ter obtido durante a viagem.

Muitos de nós agimos de um modo tão prejudicial; espichamo-nos ansiosamente para diante, se nos acontece estar olhando um objeto e, de um modo ou de outro, temos em tensão numerosos músculos durante todo o tempo. Cerramos os punhos, enrugamos a testa, fechamos fortemente os lábios ou os mordemos, apertamos os dentes ou fazemos qualquer outra coisa no sentido de expressar nossos estados mentais ou ação física. Tudo isto é gasto inútil. E o mesmo acontece com o mau hábito de tamborilar com os dedos sôbre a mesa ou os braços da cadeira, dar voltas aos polegares um ao redor do outro, torcer o bigode, bater com os saltos no chão, mascar chiclete, cortar palitos, morder lápis e, finalmente, para não dizer mais mover-se nervosamente em uma cadeira de balanço. Todas estas coisas e muitas outras, são puro desperdício e gasto inútil.

Agora que compreendemos alguma coisa acerca da contração muscular, tomemos de novo o assunto da ciência da relaxação.

Na relaxação, não se desperdiça, praticamente, nem uma corrente de prana. (Há sempre uma pequena quantidade, a circular em diferentes partes do corpo, estando são, para manter a condição normal, mas isto é uma corrente muito pequena comparada à que se envia para contrair um músculo).

No estado de relaxação, os nervos e os músculos estão em descanso, e o prana é armazenado e conservado, em vez de ser dissipado em gastos descuidados.

A relaxação pode ser observada nas crianças e entre os animais. Alguns adultos a possuem e, notai isto, essas pessoas são sempre notáveis pela sua resistência, força, vigor e vitalidade. O indolente preguiçoso não é um exemplo de relaxação; há uma grande diferença entre relaxação e preguiça. A primeira é um notável descanso, no meio de esforços ativos, que dá como resultado uma obra mais bem feita e com menos esforço — a última é o resultado de uma displicência mental para agir e a ação conseqüente (ou inação) resultante de tais pensamentos ao tomar forma.

A pessoa que compreende a relaxação e a conservação da energia é a que leva a termo a melhor obra. Usa uma libra de esforço para fazer uma libra de trabalho, e não desperdiça nem joga fora, nem permite que a sua força se gaste inutilmente. O comum das pessoas não compreende a lei e, por isso, emprega de três a vinte e cinco vezes a energia que é necessária para fazer o seu trabalho, quer seja mental quer físico. Se duvidais desta afirmação, observai as pessoas com as quais estais em contato, e vede quantos movimentos inúteis fazem e quantos movimentos exagerados, etc. Não têm direção sobre a mentalidade, e o resultado é a prodigalidade física.

No Oriente, onde os gurus ou mestres yogues têm classes de *chelas* ou estudantes que recebem a sua instrução, não de livros, mas sim das palavras do mestre, muitas lições objetivas e ilustrações naturais são dadas para que a idéia possa ser associada na mente do estudante com algum objeto material ou coisa vivente. Os gurus da Hatha-Yoga, quando ensinam a lição da relaxação, freqüentemente dirigem a atenção do estudante para o gato ou algum felino, sendo a pantera ou o leopardo uma ilustração favorita nas terras onde existem estes animais.

Haveis observado alguma vez um gato em repouso, descansando? E tendes observado alguma vez um gato postado ante a cova de um rato? No último caso, lembrar-vos-ei como o gato se coloca numa postura cômoda, graciosa, sem nenhuma contração muscular e sem nenhuma tensão; um formoso quadro de intensa vitalidade em repouso, mas disposto para a ação instantânea. O animal permanece tranqüilo e sem movimento; pela aparência, poderia estar adormecido ou morto. Porém, esperai que se mova. Então, lança-se para diante como a luz de um relâmpago. O repouso da espera do gato, se bem que desprovido absolutamente de movimento e tensão muscular, é um repouso muito vivo — uma coisa muito diferente da "preguiça". E notai a completa ausência de tremor nos músculos, de agitação nervosa e de copiosa transpiração. O mecanismo da ação não está em tensão pela espera. Não há desperdício de movimento ou tensão; tudo está em calma e quando chega o momento da ação, o prana precipita-se nos músculos frescos e nos nervos descansados e a ação segue ao pensamento como a crispa produzida pela máquina elétrica.

Os Hatha-Yogues fazem bem de empregar os felinos como ilustração de graça, vitalidade e repouso. Com efeito, não pode haver grande poder de rapidez e de ação eficaz a não ser que se possua também a habilidade de relaxar-se. A pessoa que se inquieta, encoleriza, irrita e anda agitada de um para outro lado, não é a que faz melhor trabalho; cansa-se antes de chegar a hora da ação. O homem no qual se pode confiar é aquele que possui calma, habilidade de relaxar-se e repousar.

Mas, não se desespere a pessoa "inquieta": — a relaxação e o repouso podem ser cultivados e adquiridos tanto como outros "dons desejáveis".

No nosso próximo capítulo, daremos algumas instruções simples, para aqueles que desejem adquirir um conhecimento prático da ciência da relaxação.

CAPÍTULO XXIII

REGRAS PARA A RELAXAÇÃO

Os pensamentos tomam forma em ação e as ações reagem sobre a mente. Estas duas verdades andam sempre juntas. Uma é tão certa como a outra. Ouvimos falar muito da influência da mente sobre o corpo, mas não devemos esquecer que o corpo (ou suas atitudes e posições) reage sobre a mente e influencia os estados mentais. Devemos recordar estas duas verdades, ao considerar a questão da relaxação.

Muitas das práticas néscias prejudiciais e hábitos de contração muscular são causados pelos estados mentais que tomam forma em ação física. E, por outro lado, muitos de nossos estados mentais têm sido produzidos ou estimulados por hábitos de descuido físico, etc. Quando nos encolerizamos, a emoção se manifesta em nosso apertar de punhos.

E, por outro lado, se cultivamos o hábito de apertar os punhos, franzindo a testa, apertando os lábios e assumindo uma atitude carrancuda, seremos muito suscetíveis de colocar a mente numa condição tal, que a menor coisa a fará entregar-se a um acesso de ira. Todos vós conheceis a experiência de forçar um sorriso com os lábios e os olhos, mantendo-o durante uns momentos, o que dá lugar a *sentirdes* "desejos de rir", aos poucos minutos.

Um dos primeiros passos para impedir as práticas prejudiciais da contração muscular com o seu resultante desperdício de prana e delapidação dos nervos, é cultivar uma atitude mental de calma e repouso. Isto se pode fazer, ainda que seja, de começo, um trabalho difícil; mas, finalmente, sereis bem recompensado pelo vosso trabalho. O equilíbrio e o repouso mental podem ser produzidos pela eliminação da inquietação e da cólera. Naturalmente, o temor se baseia realmente sobre ambas — a inquietação e a cólera — mas, como talvez estejamos mais familiarizados com a idéia de que a inquietação e a cólera são estados elementares da mente, tratá-las-emos deste modo. O yogue se educa desde moço na eliminação ou inibição dessas duas emoções, e o resultado é que depois de haver desenvolvido os seus completos poderes, é absolutamente sereno e tranqüilo, apresentando a aparência do poder e da força.

O yogue cria a mesma impressão que é dada pela montanha, o mar ou outras manifestações de força contida. Uma pessoa, na sua presença, sente que há, em verdade, grande força e poder em perfeito repouso. O yogue considera a ira como uma emoção indigna, natural nos animais e homens selvagens, com completamente fora de lugar — no homem desenvolvido. Considera-a uma espécie de loucura temporal e compadece-se do homem que perde o seu domínio próprio até ao extremo de enfurecer-se. Conhece que nada se consegue com isso, que é um desperdiçar inútil de energia e um prejuízo positivo para o cérebro e o sistema nervoso, sendo, além disso, um elemento debilitante da natureza moral e do crescimento espiritual.

Isto não quer dizer que o yogue seja uma criatura tímida e pusilânime, um "medroso". Pelo contrário, não conhece a existência do temor e instintivamente se sente que a sua calma é indicação de força, não de fraqueza. Tereis notado sempre que os homens mais fortes são quase que invariavelmente inimigos das bravatas e ameaças; deixam-nas para aqueles que são fracos e querem ser considerados fortes.

O yogue também suprimiu a inquietação de sua condição mental. Aprendeu a conhecer que é um néscio e inútil gasto de energia, que não produz nenhum bem e sempre ocasiona dano. Crê que é preciso pensar com seriedade quando é necessário resolver algum problema ou franquear algum obstáculo, mas nunca desce à inquietação. Considera-a como gasto inútil de energia e movimento e também como indigna de um homem desenvolvido. Conhece demasiado bem a sua natureza e seus poderes, para entregar-se à aflição. Gradualmente, emancipou-se deste castigo e ensina aos seus estudantes que a própria libertação da ira e da inquietação é o primeiro passo na prática da Yoga.

Embora o domínio das emoções indignas da natureza inferior forme uma parte dos outros ramos da Filosofia Yogue, tem, no entanto, uma relação direta com o assunto da relaxação, dado que é um fato que aquele que habitualmente está livre da ira e da inquietação, está, em conseqüência, livre das causas principais da contração muscular involuntária e da delapidação nervosa. O homem que é dominado pela cólera tem os músculos em tensão devido aos impulsos involuntários crônicos procedentes do cérebro. O homem que se deixa vencer pela inquietação, constantemente está em estado de tensão nervosa e contração muscular. Ver-se-á facilmente, deste modo, que quando o indivíduo se livra destas emoções debilitantes, livra-se ao mesmo tempo da maior parte da contração muscular a que nos referimos acima. Se quiserdes ver-vos livres desta grande fonte de dispêndio inútil, procurai livrar-vos das emoções que a causam.

E, por outro lado, a prática da relaxação — o evitar este estado de tensão dos músculos na vida diária — reagirá sôbre a mente, tornando-a capaz de recobrar o seu equilíbrio e repouso normal. É uma regra que age de ambos os modos.

Damos, no próximo parágrafo, uma das primeiras lições da relaxação física que os Hatha-Yogues dão aos seus estudantes. Antes de começar, porém, desejamos gravar na mente do estudante a chave da prática yogue da relaxação. Consiste em duas palavras: "DEIXAI CORRER". Se compreenderdes a significação destas duas palavras e depois a puserdes em prática, tereis alcançado o segredo da teoria e prática yogue da relaxação.

O seguinte é um exercício favorito dos yogues na relaxação: — Deitai-vos de costas. Relaxai-vos quanto possível, afrouxando todos os músculos. Então, deixai que a mente percorra o corpo todo, da cabeça aos pés. Ao fazer isto, notareis que, aqui e ali, há ainda certos músculos em tensão — afrouxai-os também. Se fizerdes isto completamente — e progredirdes com a prática — terminareis por ter todos os músculos do corpo totalmente relaxados e os nervos em descanso. Fazei algumas respirações profundas permanecendo quietos e completamente relaxados. Podeis variar este exercício, girando suavemente sôbre um lado, relaxando-vos de novo completamente. Isto não é tão fácil como à primeira vista parece, como compreendereis desde os primeiros ensaios. Mas não vos desanimais. Ensaiai outra vez, até adquirirdes o hábito. Enquanto estiverdes deitado e relaxado, mantende em vossa mente a idéia de que estais deitado sobre um colchão suave e brando e que vosso corpo e vossos membros são tão pesados como chumbo. Repeti as palavras várias vezes, lentamente: "Pesado como chumbo, pesado como "chumbo", e, ao mesmo tempo, levantai os braços e depois retirando o prana deles, pelo fato de deixar de contrair os músculos, deixai-os cair por seu próprio peso, aos lados.

Isto é uma coisa difícil de fazer, para muitas pessoas, à primeira experiência. São incapazes de deixar que os seus braços caiam pelo seu próprio peso, tão firmemente estão ligadas ao hábito da contração muscular involuntária. Depois de dominar o exercício dos braços, ensaiai com as pernas, primeiro uma, depois as duas ao mesmo tempo. Deixai-as, em seguida, cair pelo seu próprio peso, permanecendo perfeitamente relaxadas. Descansai entre os ensaios, não sejais exagerados nos exercícios, pois a idéia é descansar e, ao mesmo tempo, adquirir domínio sobre os músculos.

Depois, levantais a cabeça e deixai-a cair da mesma forma. Em seguida, ainda deitado, formai a imagem mental de que o colchão ou o solo suporta o peso inteiro do corpo. Podeis rir-vos desta idéia, acreditando que, quando vos deitais, sempre o colchão suporta o peso todo do vosso corpo, mas vos enganais. Verificareis, então, apesar de tudo, que vos esforçais em suportar uma parte do vosso peso, pela tensão de alguns dos músculos — estais procurando sustentar-vos a vós mesmos. Não torneis a fazer isto e deixai que o colchão atenda a este trabalho por vós. Sois tão impaciente como a anciã que, sentada no bordo do assento, no carro, procurava ajudar o trem a correr. Tomai o sono da criança por modelo. Ela deixa que o seu corpo descanse inteiramente sobre a cama. Se duvidais disto, olhai para a cama onde esteve dormindo uma criança e vereis o "molde" que deixa nela — a impressão de todo o seu corpo. Se achais difícil adquirir o hábito desta relaxação completa, pode ajudar a obtê-la a imagem mental de serdes tão "mole" como um pano molhado — mole o corpo todo, da cabeça aos pés — deitando-vos frouxo e mole, sem um sinal de tensão. Um pouco de prática depressa vos levará a fazer prodígios, e vós vos levantareis deste "exercício de descanso" muito disposto e sentindo-vos capaz de fazer o vosso trabalho, sem nenhum inconveniente.

Há também vários outros exercícios, na relaxação, que são ensinados e praticados pelos Hatha-Yogues.

ALGUNS EXERCÍCIOS DE RELAXAÇÃO

1 — Retirai todo o prana da mão, deixando que os músculos se afrouxem de modo que a mão se mova abandonadamente presa ao pulso, aparentemente morta. Depois, fazei o mesmo com a outra mão. Em seguida, com as duas mãos a um tempo. Uma pequena prática vos dará a idéia correta.

2 — Este exercício é mais difícil que o primeiro. Consiste em afrouxar e relaxar os dedos, fazendo-os, depois, moverem-se de um para outro lado, presos pelas articulações. Primeiro, uma das mãos, depois, a outra; em seguida, as duas ao mesmo tempo.

3 — Retirai o prana todo dos braços e deixai-os pender soltos e frouxos para os lados. Depois, movei o corpo de um lado para outro, deixando que os braços oscilem (como as mangas vazias de um paletó), devido ao movimento do corpo, sem fazerdes esforços com os braços. Primeiro, um braço; depois, o outro; em seguida, ambos ao mesmo tempo. Este exercício pode ser variado, torcendo o corpo em redor, de várias maneiras, deixando que os braços pendam soltos. Adquirireis a idéia, se pensardes nas mangas vazias de um paletó.

4 — Relaxai o antebraço, deixando-o pender solto, preso unicamente ao cotovelo. A partir do braço, imprimi um movimento, mas evitando a contração dos músculos do antebraço. Sacudi o antebraço, mantendo-o solto e frouxo. Primeiro, um braço; depois, o outro; em seguida, os dois a um tempo.

5 — Relaxai completamente o pé, fazendo-o girar livremente a partir do tornozelo. Isto requer um pouco de prática, devido a que os músculos que movem os pés estão geralmente num estado de mais ou menos contração. Os pés de uma criança são bastante soltos quando não os está usando. Primeiro, um pé; depois, o outro.

6 — Relaxai a perna, retirando dela o prana todo e deixando-a pender solta e frouxa, a partir do joelho. Depois, movei-a e sacudi-a. Primeiro, uma perna; depois, a outra.

7 — Colocai-vos sobre um coxim, um tamborete ou um livro grande e deixai que uma perna, a partir do joelho, penda frouxa e solta, depois de havê-la relaxado completamente. Primeiro, uma perna, e depois a outra.

8 — Elevai os braços em linha reta sobre a cabeça, e, depois, retirando deles o prana todo, deixai-o cair por seu próprio peso aos lados.

9 — Levantai o joelho em frente, tão alto quanto vos seja possível, e depois, retirando todo o prana dele, deixai-o cair pelo seu peso próprio.

10 — Relaxai a cabeça, deixando-a cair para diante, e, em seguida, movei-a por meio do movimento do corpo. Depois, sentando-vos numa cadeira, relaxai-a e deixai-a cair para trás. Naturalmente, cairá em qualquer direção, no momento em que dela retireis o prana. Para adquirirdes a idéia correta, pensai numa pessoa que cai em sono, a qual, no momento em que o sono se apodera dela, se relaxa e, deixando de contrair os músculos do pescoço, deixai que a cabeça caia para diante.

11 — Relaxai os músculos dos ombros e do peito, deixando que a parte superior deste caia para diante, solta e flexível.

12 — Sentai-vos numa cadeira, relaxai os músculos da cintura, o que permitirá à parte superior do corpo inclinar-se para diante, como o corpo de uma criança que adormece numa cadeira e gradualmente se entrega ao sono.

13 — Aquele que chegou a executar estes exercícios até onde é possível, se os acreditar convenientes, relaxará seu corpo todo, começando do pescoço até descer aos joelhos, e então cairá suavemente no chão, "todo numa peça". Esta é uma aquisição valiosa, especialmente nos casos em que uma pessoa resvala ou cai por acidente. A prática desta relaxação do corpo inteiro fará muito para nos proteger das conseqüências das quedas. Haveis de notar que as crianças relaxam o corpo deste modo quando caem, e apenas são afetadas pelas mais fortes quedas, quedas que não magoariam os adultos, mas até lhes quebrariam algum membro. O mesmo fenômeno pode ser no-

tado nos casos de pessoas embriagadas que perderam o governo dos músculos e estão num estado quase completo de relaxação. Quando caem, chegam ao solo "numa peça" e sofrem relativamente pouco dano.

Ao praticar estes exercícios, repeti cada um deles um certo número de vezes, e depois passai ao seguinte. Estes exercícios podem ser quase indefinidamente ampliados e variados, de acordo com o engenho e inventiva do estudante. Ideai exercícios próprios, se quiserdes, seguindo as indicações dadas.

A prática dos exercícios de relaxação dá a uma pessoa a consciência da própria direção e repouso, o que é de muito valor. *Força em repouso,* é a idéia que se deve ter em mente quando se pensa nas teorias da relação yogue. É útil para acalmar a excitação de nervos; é um antídoto para o que é conhecido por "cãibras" resultantes do emprego de certa série de músculos num exercício ou tarefa diária, e é uma aquisição valiosa no sentido de que permite a si mesmo descansar à vontade e, deste modo, recobrar a sua vitalidade no mais curto espaço de tempo.

Os orientais compreendem a ciência da relaxação e a empregam na sua vida diária. Empreendem jornadas que assustariam a um ocidental e, depois de viajar muitas milhas, procuram um lugar de descanso no qual se deitam, relaxando cada músculo e retirando o prana de todos os músculos voluntários, deixando-os permanecer frouxos e aparentemente faltos de vida da cabeça aos pés. Ao mesmo tempo, passam por um curto sono, se podem; mas se não podem, permanecem bem acordados, com os sentidos ativos e alertas, porém com os músculos nas condições descritas acima. Uma hora deste descanso repõem-nos tanto ou mais que uma noite de sono para o comum dos homens. Empreendem, depois, novamente seu caminho, lépidos e cheios de nova vida e energia.

Quase todas as tribos e raças nômades adquiriram este conhecimento. Parece que foi intuitivamente adquirido pelos índios americanos, os árabes, as tribos selvagens da África e pelas raças de todas as partes do mundo. O homem civilizado deixou perder-se este dom, porque cessou de fazer grandes caminhadas a pé, porém será bom para ele recuperar este conhecimento perdido e usá-lo para aliviar a fadiga e o esgotamento nervoso da agitada vida de negócios, que tomou o lugar da antiga vida errante, com todas as suas fadigas.

TENSÃO

A "tensão" é outro método de descanso empregado pelos yogues. À primeira vista, parecerá que isto é o contrário da relaxação, mas é realmente igual a ela, em virtude de que retira dos músculos a tensão que habitualmente vos teve contraído e envia por eles o prana a cada parte do sistema, equilibrando as condições prânicas para benefício de todas as partes do corpo. A natureza nos obriga a bocejar e espicharmo-nos, quando estamos fadigados. Tomemos uma lição do seu livro. Aprendamos a nos espreguiçar à vontade, da mesma forma involuntariamente. Isto não é tão fácil como podeis imaginar e tereis que praticar um pouco, antes de obterdes o completo benefício disso.

Tomais os exercícios de relaxação, dados neste capítulo, na mesma ordem em que são dados, mas, em vez de relaxar cada parte por sua vez, ponde-a simplesmente em tensão. Começai com o pé, depois subi às pernas, depois aos braços, depois à cabeça. Espichai-vos de todos os modos e maneiras, torcendo os pés, pernas, braços, mãos, cabeça e corpo ao redor e sentireis prazer em obter o benefício total de tensão.

Não tenhais temor de espreguiçar-vos, de nenhuma maneira; pois isso é simplesmente uma forma de tensão. Ao espreguiçar-vos, naturalmente os músculos se distenderão e contrairão, mas o descanso e o alívio chegam na subseqüente relaxação deles. Mantende em vossa mente a idéia de "deixar correr", antes do que a de esforço muscular.

Não podemos tentar dar exercícios de tensão, pois a variedade ao alcance do estudante é tão grande que não é necessário dar-lhe indicações. Abrindo-lhe o caminho para a idéia mental de uma "tensão" boa e reparadora, a natureza lhe dirá, depois, o que tem que fazer. Há uma indicação geral. Colocai-vos em pé, com as pernas apartadas e os braços estendidos sobre a cabeça, também apartados. Depois, levantai-vos sobre os dedos dos pés e distendei-vos gradualmente, como se tentásseis atingir o forro da casa. É este um exercício muito simples, porém maravilhosamente reparador.

Uma variação da "tensão" pode ser efetuada pelo "sacudimento" de vós mesmos, pondo-vos frouxos e flexíveis, empregando tantas partes do corpo quantas possais. O cão de Terra-Nova, sacudindo a água de sua pele, quando sai da água, vos dará uma idéia geral do que queremos dizer.

Todos estes métodos de relaxação, se forem devidamente compreendidos e praticados, deixarão ao que os pratique uma sensação de energia renovada e uma inclinação para empreender de novo o trabalho, sentindo o mesmo que se experimenta quando nos levantamos após um sono saudável e o subseqüente banho de fricção.

EXERCÍCIO DE RELAXAÇÃO MENTAL

Talvez seja conveniente dar aqui um exercício de relaxação mental, antes de terminar este capítulo. Naturalmente, a relaxação física reage sôbre a mente e a descansa. Mas a relaxação mental também reage sobre o corpo e o descansa. De modo que este exercício pode preencher as necessidades de alguns que podem não ter achado justamente o que necessitavam, nas precedentes páginas deste capítulo.

Sentai-vos tranqüilamente numa postura macia e cômoda, e retirai a mente, tanto quanto vos seja possível, dos objetos externos e pensamentos que requeiram um esforço mental ativo. Fazei que o vosso pensamento chegue ao interior e se detenha sobre o ser real. Considerai-vos a vós mesmos, como independentes do corpo e como capazes de deixá-lo, sem prejudicar a vossa individualidade. Gradualmente, experimentareis uma sensação de felicidade, descanso, calma e contentamento. A atenção deve ser retirada completamente do corpo físico e concentrada inteiramente no Eu superior, o qual é realmente "vós mesmos". Pensai nos vastos mundos que vos rodeiam, nos milhões de sóis, cada um deles rodeado de seu grupo de plantas como a nossa terra, com a diferença de que, em muitos casos, são muito maiores.

Adquiri uma idéia da imensidade do espaço e do tempo; considerai a extensão da Vida, em todas as suas formas, em todos esses mundos e, depois, notai o lugar que a terra ocupa e que vós mesmos ocupais e vereis que sois como pequenos insetos sobre um grão de pó. Depois, elevai-vos no pensamento e dai-vos conta de que, mesmo que sejam apenas um átomo do poderoso Todo, sois uma partícula da Vida mesma, uma partícula do Espírito, que sois imortais, eternos e indestrutíveis; uma parte necessária do Todo; uma parte da qual ele não poderia prescindir; uma peça necessária da sua estrutura.

Reconheci que estais em contato com a Vida toda; senti a Vida do Todo palpitando em vós; o oceano inteiro da Vida embalando-se no seu seio. E depois acordai e voltai à vossa vida física e verificareis que o vosso corpo físico está tonificado, e a vossa mente tranqüila e forte, sentindo-vos inclinados para fazer a parte do trabalho que havieis recusado durante tanto tempo. Tereis sido beneficiados e fortalecidos pela vossa viagem às regiões superiores da mente.

UM MOMENTO DE DESCANSO

Um modo favorito dos yogues para tomar um pequeno descanso, na tarefa do momento — tomar um descanso rápido, segundo a expressão recente de um de nossos jovens amigos — é o seguinte:

Colocai-vos de pé firmes, com a cabeça erguida e os ombros lançados para trás, braços pendentes, abandonados aos lados. Em seguida, levantai os calcanhares lentamente do chão, descarregando gradualmente o peso do corpo sobre as pontas dos pés, levantando os braços simultaneamente aos lados até que se elevem horizontalmente a um nível superior ao dos ombros, como asas estendidas de uma águia.

Tomais uma respiração profunda à proporção que o peso cai sobre as pontas dos pés e que os braços se estendam, e sentireis como que se voásseis. Depois, expulsai o ar inalado, lenta e gradualmente, deixando-vos cair sôbre os calcanhares e baixando à sua primeira posição.

Repeti, se a sensação vos agradar. A suspensão do corpo e a extensão dos braços vos proporcionarão uma sensação de leveza e liberdade que deve ser experimentada para ser apreciada.

CAPÍTULO XXIV

O USO DOS EXERCÍCIOS FÍSICOS

O homem, no seu estado original, não precisou ser instruído nos exercícios físicos — nem tampouco a criança e o jovem com os seus gostos normais. O estado original da vida do homem lhe proporciona abundância da variada atividade ao ar livre com todas as melhores condições para o exercício. Viu-se obrigado a procurar o seu alimento, a prepará-lo, fazer a sua colheita, construir as suas casas, reunir combustível e fazer as mil e uma coisas que são necessárias para viver de um modo simples. Mas, à proporção que o homem começou a civilizar-se, pôs-se também a delegar certos deveres seus a outros e a restringir-se a uma certa série de atividades, até que, presentemente, muitos não fazem nenhum trabalho físico, ao passo que outros fazem exclusivamente um labor físico, sem variação alguma — ambos vivem de um modo antinatural.

O trabalho físico, sem atividade mental, atrofia a vida de um homem — e o labor mental, sem uma espécie qualquer de atividade física, também atrofia a vida de um homem. A natureza pede o equilíbrio da balança — a adoção do termo médio apropriado. A vida natural e normal exige o uso de todos os poderes do homem, mentais e físicos, e o homem que pode regular deste modo a vida, praticando ambos os exercícios, físico e mental, torna-se apto para ser o mais são e o mais feliz.

As crianças obtêm o exercício necessário nos seus jogos, e o instinto natural da criança leva-a a entregar-se aos brinquedos e às diversões. Os homens, se forem sábios, alternarão o seu trabalho mental e vidas sedentárias com diversões e jogos. O êxito que acompanhou a introdução do *golf* e outros jogos dos últimos anos, demonstra que o antigo instinto natural do homem não está morto.

Os yogues sustentam que o instinto pelos jogos — o sentimento de que o exercício é necessário, é apenas o mesmo instinto que faz o homem trabalhar em ocupações que se harmonizam com os seus gostos — é o chamado da natureza para a atividade — variada atividade. O corpo são e normal é aquele que recebe nutrição por igual em todas as suas partes, e nenhuma parte é devidamente nutrida se não se exercita.

A parte que não é usada recebe menos da soma normal de nutrição e, com o tempo, se enfraquece. A natureza proveu o homem de exercício para cada músculo e parte do seu corpo, por meio do trabalho e dos jogos. Por trabalho natural queremos dizer que se deva agir em alguma forma determinada de trabalho corporal, porque o operário que faz unicamente certo trabalho não exercita mais do que uma série de músculos e pode chegar a ser vítima das cãibras; este tem tanta necessidade de exercício como aquele que está todo o dia sentado no seu escritório, com a diferença que o operário tem a vantagem de viver mais ao ar livre.

Nós consideramos os métodos modernos de "cultura física" como substitutos muito pobres do trabalho e da diversão ao ar livre. Não trazem consigo o interesse, e a mente não é chamada para entrar em ação, como no caso dos jogos e trabalhos ao ar livre. Entretanto, "alguma coisa" no sentido de fazer exercícios é melhor do que nada.

Mas protestamos contra a forma de cultura física que tem por objeto o desenvolvimento de certos músculos e a ostentação de façanhas de "homens fortes". Tudo isso é antinatural. O sistema perfeito de cultura física é aquele que tende a produzir um desenvolvimento uniforme do corpo inteiro — o emprego de todos os músculos — a nutrição de cada parte; e que imprime ao exercício todo o interesse que é possível e que mantêm os seus educandos fora, ao ar livre.

Os yogues, na sua vida diária, fazem o seu trabalho próprio e obtêm muito exercício desta maneira. Também dão grandes passeios através dos bosques e das montanhas (se estão próximos a elas, e geralmente é assim, porque preferem países montanhosos e se afastam das cidades grandes e das planícies tanto quanto lhes é possível). Mas também têm um número de formas de exercícios moderados com os quais dão variedades às suas horas de estudo e meditação.

Não há nada especialmente estranho ou novo, no tocante aos seus exercícios, muito semelhantes aos exercícios ginásticos e movimentos de Delsarte, que merecem o favor do Ocidente. O ponto principal e mais importante de diferença, porém, está no fato de que eles usam a mente em relação com os movimentos corporais. Assim como o interesse no trabalho e no jogo põe em ação a mente, assim o yogue permite ao seu exercício que ponha em operação a sua mente. Ele põe interesse no exercício e, por um esforço da vontade, envia uma corrente aumentada de prana à parte que é posta em movimento. Deste modo, obtêm um benefício multiplicado e alguns minutos de exercício fazem-lhe tanto bem como faziam dez vezes a mesma soma de exercício, se fosse feito com a diferença usual de uma maneira sem interesse.

Esta *arte* de enviar a mente à parte desejada é facilmente adquirida. Tudo o que é necessário é aceitar como um fato a afirmação de que isso pode fazer-se, fazendo desaparecer, assim, toda a resistência subconsciente, ocasionada pela atitude mental de dúvida; depois, simplesmente mandar à mente que envie uma provisão de prana à parte e aumente a circulação ali. A mente faz isto até certo ponto, involuntariamente, no momento em que a atenção é concentrada sobre uma parte do corpo, mas o efeito é grandemente aumentado pelo esforço da vontade. Pois bem, não é necessário contrair o sobrolho, cerrar os punhos ou fazer um violento esforço físico para operar com a vontade, desta maneira. Com efeito, o modo mais simples de realizardes o resultado desejado é *esperardes com fé* que acontecerá o que desejais. Esta "expectativa confiante" age praticamente como uma forte e positiva ordem da Vontade — pô-la em operação é realizar a obra.

Por exemplo, se desejais enviar uma soma aumentada de prana ao antebraço e aumentar a circulação nesse lugar, para, com isso, aumentar a nutrição, dobrai simplesmente o braço, e, depois, estendei-o gradualmente, fixando o olhar ou a atenção na parte inferior do braço e mantendo o pensamento no resultado desejado. Fazei isto várias vezes, e sentireis que o antebraço foi grandemente exercitado, mesmo que não tivésseis usado movimentos violentos em aparatos.

Ensaiai este método sobre várias partes do corpo, fazendo algum movimento muscular para atrairdes a atenção para ali e logo adquirireis a prática de modo que, quando fizerdes qualquer exercício simples, fareis isto quase automaticamente.

Em suma, quando fizerdes exercícios, tende em conta o que estais fazendo e porque o fazeis, e obtereis o resultado. Ponde vida e interesse no vosso exercício e evitai a distração e a maneira mecânica de fazer os movimentos, tão comum nos exercícios de cultura física. Ponde alguma "graça" neles e gozai-os. Deste modo, o corpo, tanto como a mente, obtém o benefício e quando houverdes terminado o vosso exercício, sentireis um esplêndido bem-estar, tal como não o haveis experimentado há muito tempo.

Em nosso próximo capítulo, vos daremos alguns exercícios simples, que, se os seguirdes, vos darão todos os movimentos necessários para exercitardes o corpo inteiro, pondo em ação todas as suas partes, fortalecendo cada órgão e tornando-vos não só bem desenvolvido, como também forte e ereto como um índio, e flexível e ágil como um atleta. Esses exercícios são tomados, em parte, de alguns dos movimentos dos orientais e adaptados para o uso ocidental, combinados com certo número de movimentos que merecem o favor dos instrutores físicos dos exércitos da Europa e da América.

Tais instrutores físicos do exército estudaram os movimentos orientais, adotando aqueles que melhor serviam ao seu propósito e conseguiram formar uma série de movimentos, que, apesar de serem muito simples e fáceis de executar em poucos minutos, podem fazer tanto por um homem como alguns cursos muito elaborados e sistemas de cultura física que são vendidos a preços elevados.

Que não seja a simplicidade e a brevidade deste sistema o que vos faça menosprezá-lo. É isto exatamente o que vós tendes estado procurando, despojado de todos os adornos desnecessários. Executai os exercícios durante algum tempo, antes de formar opinião a seu respeito. Praticamente, eles vos renovarão, fisicamente, se dedicardes o tempo preciso e vos derdes ao trabalho de pô-los fielmente em execução.

CAPÍTULO XXV

ALGUNS EXERCÍCIOS FÍSICOS YOGUES

Antes de falar-vos acerca destes exercícios, desejamos gravar em vós que os exercícios feitos sem interesse fracassam no seu efeito. Deveis dispor-vos de modo a tomar interesse no vosso exercício e aplicar alguma concentração nele.

Deveis aprender a gostar dele e pensar no que o mesmo significa. Seguindo este conselho, obtereis um benefício multiplicado desta obra.

POSIÇÃO

Deveis começar cada exercício, colocando-vos de pé, firmes, de um modo natural, isto é, com os calcanhares juntos, a cabeça levantada, os olhos dirigidos para a frente, os ombros para trás, o peito saliente, o abdômen um pouco contraído e os braços caídos para os lados.

EXERCÍCIO I

1 — Estendei os braços horizontalmente para a frente, ao nível dos ombros, com as palmas das mãos juntas, uma à outra.

2 — Abri as mãos e fazei-as dirigirem-se para trás, até que os braços fiquem em linha reta aos lados dos ombros, ou mesmo um pouco para trás, se conseguirdes levá-los sem força, comodamente; voltai com rapidez à primeira posição e repeti várias vezes. Os braços devem ser movidos com um movimento rápido e com animação e vida.

Este exercício é muito útil para desenvolver o peito, os músculos dos ombros etc. O exercício será melhorado se, ao levar as mãos para trás, vos elevais sobre a ponta dos pés, deixando-vos cair de novo sobre os calcanhares, ao levar os braços outra vez para diante. Os repetidos movimentos deverão ser rítmicos, para trás e para diante, como a oscilação rápida de um pêndulo.

EXERCÍCIO II

1 — Estendei os braços retamente aos lados dos ombros (em cruz), com as mãos abertas.

2 — Com os braços assim estendidos, fazei girar as mãos em redor, em círculos (não muito grandes), mantendo os braços tão atrás quanto seja possível e sem permitir às mãos passarem na frente da linha do peito, enquanto se fazem os círculos. Continuai fazendo os círculos até chegarem a doze. A inalação de uma respiração completa melhora este exercício (de acordo com a prática yogue) e convém reter o ar enquanto se fazem uns quantos círculos.

Este exercício desenvolve o peito, os ombros e as costas. Ponde vida nele e tomai interesse no que estais fazendo.

EXERCÍCIO III

1 — Estendei os braços horizontalmente para a frente, fazendo que os dedos mínimos estejam em contato, as palmas das mãos voltadas para cima.

2 — Depois, mantendo ainda os mínimos em contato, elevai as mãos num ambiente curvado circular, até que as pontas dos dedos de ambas as mãos toquem a parte superior da cabeça, o dorso dos dedos em contato, os cotovelos abrindo-se para fora, à proporção que o movimento vai sendo feito, até que (quando os dedos atingirem a cabeça, com os polegares na direção das costas) os cotovelos indiquem diretamente as direções laterais.

3 — Deixai que os dedos descansem sobre a parte superior da cabeça um momento e, então, afastai ou abri os cotovelos para trás (o que força também os ombros para trás), forçando os braços para baixo com um movimento oblíquo, até chegarem aos lados em toda a sua extensão, como na posição de "firmes".

EXERCÍCIO IV

1 — Estendei os braços em linha reta, em cruz.

2 — Depois, mantendo os braços estendidos na mesma posição, dobrai-os no cotovelo e levai o antebraço para cima com um movimento circular, até que as pontas dos dedos estendidos toquem levemente sobre os ombros.

3 — Em seguida, mantendo os dedos na última posição, forçai os cotovelos para a frente até que cheguem a tocar-se ou próximo a tocar-se. (Um pouco de prática vos fará capacitar de fazê-los tocarem-se).

4 — Depois, mantendo ainda os dedos tocando levemente sobre os ombros, abri os cotovelos, levando-os tão para trás quanto vos seja possível. (Um pouco de prática vos tornará capazes de levá-los muito mais atrás do que à primeira tentativa).

5 — Abrir e fechar os cotovelos várias vezes, levando-os para diante e para trás.

EXERCÍCIO V

1 — Colocai as mãos sobre as cadeiras, os polegares para trás e os cotovelos também.

2 — Dobrai o corpo para diante, a partir das cadeiras, tanto quanto possais, mantendo o peito saliente e os ombros lançados para trás.

3 — Levantai o corpo à primeira posição (as mãos ainda nas cadeiras) e depois dobrai-o para trás. Nestes movimentos, não se devem dobrar os joelhos e devem ser feitos lenta e suavemente.

4 — Depois (as mãos sempre nas cadeiras), inclinai-vos suavemente para o lado direito, mantendo os calcanhares firmes no chão, tesos, os joelhos, evitando torcer o corpo.

5 — Tornai à posição primitiva e, depois, inclinai o corpo suavemente para a esquerda, observando as precauções dadas no último movimento. Este exercício é um pouco fatigante e deverieis ter o cuidado de não passardes avante no princípio. Procedei gradualmente.

6 — Com as mãos na mesma posição sobre as cadeiras, movei a parte superior do corpo em círculo, da cintura para cima, descrevendo a cabeça, naturalmente, um círculo maior. Não movais os pés nem dobreis os joelhos.

EXERCÍCIO VI

1 — De pé, firmes, levantai os braços em linha reta sôbre a cabeça, as mãos abertas e os dedos polegares tocando um ao outro, quando os braços estiverem completamente estendidos para cima — com as palmas para a frente naturalmente.

2 — Então, sem dobrar os joelhos, dobrai o corpo para diante, a partir da cintura, procurando tocar o chão com as pontas dos dedos estendidos. Se a princípio sois incapazes de fazer isto, fazei-o o melhor que puderdes, e logo podereis fazê-lo devidamente — mas recordai-vos que nem os joelhos nem os braços devem ser dobrados.

3 — Voltai à primeira posição e repeti várias vezes.

EXERCÍCIO VII

1 — De pé, firmes, com as mãos nas cadeiras, elevai-vos na ponta dos pés, várias vezes, com um movimento semelhante ao da mola. Detende-vos um momento, depois de vos haverdes elevado sobre a ponta dos pés, e, em seguida, deixai descer os calcanhares até o chão; repeti, depois, o movimento, como indicamos acima. Mantende os joelhos sem dobrar e os calcanhares juntos. Este exercício é especialmente benéfico para desenvolver a "barriga das pernas" e, nos primeiros ensaios, vos fará sentir dores. Se tiverdes a "barriga das pernas" pouco desenvolvida, este é o exercício que vos convém.

2 — Com as mãos ainda nas cadeiras, apartai os pés uns sessenta centímetros e, então fazei baixar o corpo, "acocorando-vos"; detende-vos um momento nesta posição e voltai, depois, à posição primitiva. Repeti várias vezes, mas não em demasia, ao princípio, pois vos faria sentir um pouco de dor nos músculos. Este exercício fará desenvolver os quadris. O último movimento pode ser melhorado, fazendo o movimento de descida com o peso do corpo descansando sôbre a ponta dos pés, em vez de fazê-lo sobre os calcanhares.

EXERCÍCIO VIII

1 — De pé, firmes, com as mãos nas cadeiras.

2 — Mantendo o joelho teso, movei para fora a perna direita umas quinze polegadas, tendo a ponta do pé voltada um pouco para fora, e a planta do pé plana — então movei-vos para trás até que a ponta assinale retamente a direção do chão, *mantendo o joelho teso todo o tempo.*

3 — Repeti o movimento para trás e para diante, várias vezes.

4 — Depois, fazei o mesmo com a perna esquerda.

5 — Com as mãos ainda nas cadeiras, levantai a perna direita, dobrando o joelho até que a parte superior da perna (a coxa) fique na direção do corpo (se vos for possível levantá-la, ainda um pouco mais, podeis fazê-lo).

6 — Colocai novamente os pés sôbre o chão e fazei o mesmo movimento com a perna esquerda.

7 — Repeti várias vezes, primeiro com uma perna e depois com a outra, movendo lentamente a princípio e aumentando gradualmente a rapidez até executardes como que uma marcha lenta, sem vos moverdes do lugar.

EXERCÍCIO IX

1 — De pé, firmes, com os braços estendidos em linha reta para a frente, a partir dos ombros, naturalmente e ao nível dos mesmos — as palmas para baixo, os dedos estendidos, os polegares dobrados para baixo e ao lado dos polegares da mão tocando um ao outro.

2 — Inclinai o corpo para diante, a partir da cintura, tanto quanto vos seja possível e, ao mesmo tempo, movei os braços para diante e levantando-os pelas costas, de modo que, quando o corpo tenha chegado ao limite da inclinação no seu movimento para a frente, os braços fiquem estendidos e não dobreis os joelhos.

3 — Voltai à primeira posição e repeti várias vezes.

EXERCÍCIO X

1 — Estendei os braços em linha reta aos lados dos ombros (em cruz) e mantende-os ali, tesos e rígidos, com as mãos abertas.

2 — Fechai as mãos fortemente, com um movimento rápido, os dedos bem apertados contra a palma.

3 — Abri as mãos, forte e rapidamente, abrindo os dedos tanto quanto vos seja possível e formando leque com as mãos.

4 — Fechai e abri as mãos como se disse acima, várias vezes, tão rapidamente quanto vos seja possível. Ponde vida no exercício, que é esplêndido para desenvolver os músculos da mão e para a aquisição da destreza manual.

EXERCÍCIO XI

1 — Deitai-vos sobre o estômago, estendendo-vos os braços sobre a cabeça e dobrados para cima, e as pernas estendidas e levantadas para trás e para cima. A posição correta pode ser adquirida; imaginando-se um vidro de aumento ou pires descansando sobre a mesa com a parte média e as extremidades voltadas para cima.

2 — Levantai e abaixai os braços e as pernas, várias vezes.

3 — Em seguida, volvei-vos de costas e deitai-vos estendidos a todo comprimento, com os braços bem estendidos de todo sobre a cabeça, e com o dorso dos dedos tocando o solo.

4 — Depois, levantai ambas as pernas e partir da cintura até que estejam em linha reta para cima, no ar, como os mastros de um barco, permanecendo o corpo e os braços na última posição mencionada.

5 — Tornai à posição 3, deitai-vos de plano sobre as espáduas, de todo o comprimento, com os braços estendidos para cima, ao alto da cabeça e o dorso dos dedos tocando o chão.

6 — Então, levantai o corpo gradualmente como para sentar-vos, com os braços dirigidos em linha reta à frente dos ombros. Depois, tornai atrás, gradualmente, à posição deitada e repeti, várias vezes, o movimento de levantar e abaixar o corpo. Em seguida, voltai-vos com o rosto e o estômago para baixo outra vez, e adotai a seguinte posição: mantendo o corpo

rígido, da cabeça aos pés, levantai o corpo até que fique descansando o seu peso num extremo sobre as palmas das mãos, com os braços estendidos e no outro extremo sôbre a ponta dos pés. Então dobrai os braços gradualmente, na altura do cotovelo, deixando que o peito desça até o solo; depois levantai o peito e a parte superior, estendendo os braços, suportando neles o peso todo do corpo, servindo a ponta dos pés como ponto de apoio — este último movimento é difícil e, ao princípio, não deveis passar adiante.

EXERCÍCIO PARA REDUZIR UM ABDÔMEN EXCESSIVO

Este exercício é para aquêles que estão molestados por um abdômen demasiado grande, cujo incômodo é causado pelo excesso de gordura reunida nessa parte. O abdômen pode ser materialmente reduzido por uma prática razoável deste exercício — mas recordai-vos sempre que é preciso "moderação em tôdas as coisas" e não passar adiante ou apressurar-se demais. Eis aqui o exercício:

1 — Exalai todo o ar dos pulmões, sem vos esforçardes demasiado, e depois contraí o abdômen para dentro e para cima, tanto quanto vos seja possível; sustentai-o por um momento assim e, em seguida, deixai-o reassumir a sua posição natural. Repeti um certo número de vezes e, depois, tomai uma ou duas respirações e descansai um momento. Repeti várias vezes, movendo-o para dentro e para fora. É surpreendente o domínio que podeis adquirir sôbre esses músculos entorpecidos, se praticardes um pouco este exercício, e não só reduzirá as matérias gordurosas do abdômen, como também fortalecerá grandemente os músculos do estômago.

2 — Dai ao abdômen uma boa massagem e uma boa fricção, mas suavemente.

EXERCÍCIO DE "MARCIALIDADE"

Este exercício é destinado a proporcionar uma maneira natural e graciosa de colocar-se e de caminhar, e curar-vos do hábito de andar torpe, pesada e preguiçosamente. Se for praticado fielmente, far-vos-á senhor de um porte ereto e gracioso. Eles vos permitirá conduzir o vosso corpo de modo que cada órgão tenha um "desafogo" completo e cada parte dele esteja devidamente equilibrada e contrabalançada.

Este método é parecido com um seguido pelas autoridades militares de muitos países, para dar aos seus jovens oficiais um porte apropriado, mas o seu bom efeito, nestes casos, é algo diminuído por outras práticas militares que produzem uma rigidez nos membros, à qual não estão expostos os que praticarem este exercício, independentemente da disciplina. Deve ser praticado cuidadosamente da seguinte forma:

1 — De pé, firmes, com os calcanhares juntos, a ponta dos pés ligeiramente separadas.

2 — Elevai os braços aos lados (com um movimento circular) até que as mãos se juntem por cima da cabeça, os polegares em contato.

3 — Mantende os joelhos tesos; o corpo rígido; os *cotovelos sem dobrar* (e os ombros bem inclinados para trás ao fazer o movimento); abaixai as mãos lentamente, com um movimento lateral circular, até que cheguem ao lado das pernas, tocando a estas apenas com os dedos mínimos e canto das mãos, e as palmas apresentando a face para a frente. O saldado adquire posição correta, pondo os dedos mínimos na costura da calça.

4 — Repeti várias vezes, mas *lentamente,* lembrai-vos.

Com as mãos na última posição, tendo sido colocadas ali pelo movimento indicado, é muito difícil que os ombros se desviem para diante. O peito é um pouco projetado para a frente; a cabeça erguida; o pescoço ereto; as espáduas direitas e um pouco côncavas (a posição natural); e os joelhos tesos. Em suma, tereis um porte distinto e galhardo — conservai-o. Isso vos ajudará a conseguir esta posição e, mantendo os dedos mínimos na lista da calça, caminhai pelo aposento. Uma pequena prática vos permitirá fazer prodígios e sereis surpreendidos pela melhora que produzireis em vós. Mas é preciso prática e perseverança — como tudo o que é digno de possuir-se.

Pois bem, este é quase todo o nosso sistema de exercícios. É simples e sem pretensões, mas admiravelmente eficaz. Põe todas as partes do corpo em atividade e, se for seguido fielmente, em verdade vos *reconstituirá físicamente.* Praticai fielmente e interessai-vos pela tarefa. Ponde sentido na sua execução e recordai sempre o objetivo do que estais fazendo. Tendo presente o pensamento de FORÇA e DESENVOLVIMENTO, durante o exercício, e conseguireis melhores resultados. Não façais exercício em seguida às refeições, nem imediatamente antes. Não ir além de seus limites — começar com poucas repetições, no começo de qualquer exercício, depois aumentar gradualmente, até ter alcançado um bom número de repetições. É melhor fazer os exercícios várias vezes durante o dia (se possível) do que fazer demasiados, sem interrupção.

Êste pequeno sistema de "cultura física" fará tanto por vós como muitos "cursos" de instrução de alto preço — quer sejam pessoais ou por correspondência. Resistiu à prova do tempo e está ainda na "vigência". É tão simples como eficaz. Ensaiai-o e sede fortes.

CAPÍTULO XXVI

BANHO YOGUE

Não devia ser necessário dedicar um capítulo deste livro à importância do banho. Mas, ainda no século XX, a maioria das pessoas não compreende, praticamente, nada acerca deste assunto. Nas grandes cidades, o fácil acesso aos banhos tem educado até certo ponto ao povo, pelo menos a um uso parcial da água da superfície do corpo, mas no campo e até mesmo em muitas casas da cidade, não é dado ao banho o lugar que deveria ocupar na vida diária do povo. E, por este motivo, acreditamos que será bom chamar a atenção de nossos leitores para o assunto e lhes explicar porque os yogues dão tanta importância ao fato de possuir um corpo limpo.

O homem, no seu estado natural, não teve necessidade do uso freqüente do banho, porque, estando o seu corpo descoberto, as chuvas caíam sobre ele, e a espessura e as árvores friccionando a sua pele, mantinham-no livre dos desperdícios que a pele está continuamente arrojando. E, por outra parte, o homem primitivo, tanto como os animais, sempre teve arroios à sua disposição e seguiu o seu instinto natural que o levava a tomar um banho de vez em quando.

Porém, o uso de vestes mudou tudo isto, e o homem de hoje, se bem que a sua pele esteja ainda arrojando a matéria gasta, é incapaz de livrar-se dos resíduos pela forma antiga, e, em vez de eliminá-los, deixa-os acumular sobre a sua pele, sofrendo, por conseqüência, doenças e incômodos. Um corpo pode estar muito sujo, em verdade, e, não obstante, parecer muito limpo à primeira vista. Um olhar ao montão de sujeira de sua superfície, através de um forte vidro de aumento, surpreenderia a muitos de vós.

O banho tem sido praticado por todas as raças humanas que tiveram alguma pretensão de cultura e civilização. Com efeito, pode-se dizer que o uso do banho é uma medida com a qual se pode determinar o grau de cultura, e, quanto menor tem sido o uso do banho, menor tem sido a cultura. Os povos antigos levaram o uso dos banhos a um grau de ridículo, afastando-se dos métodos naturais e chegando a extremos tais como os banhos perfumados etc. Os gregos e os romanos tinham feito do uso do banho um requisito da vida decente e muitos dos povos antigos estavam bem mais adiantados a este respeito do que as raças modernas.

O povo japonês atual serve de modèlo ao mundo em reconhecer a importância do banho e praticá-lo fielmente O mais pobre japonês preferiria perder a sua comida do que o seu banho. Uma pessoa poderia estar no meio de uma multidão de uma cidade japonesa, mesmo num dia de calor, sem que pudesse notar o menor cheiro desagradável. Poderia dizer-se o mesmo de uma multidão da América ou da Europa?

Para muitas raças, o banho era — e ainda o é hoje — um dever religioso; os sacerdotes, reconhecendo a importância do banho, incorporaram-se aos seus ritos religiosos, sabendo que assim seria melhor conservado. Os yogues, embora não o considerem um rito religioso, praticam o banho como se o fosse.

Vejamos *porque* devemos tomar banho. Bem poucos de nós compreendem realmente a questão, e pensamos simplesmente que é para nos livrarmos do pó e da sujeira que se acumularam em nossa pele. Porém, há mais do que isto — é a importância que a limpeza tem em si. Vejamos justamente *porque* a pele precisa limpar-se.

Explicamo-vos, em outro capítulo, a importância de uma transpiração normal, e como, se os poros da pele chegarem a obstruir-se e tapar-se, o corpo será incapaz de livrar-se de seus desperdícios e resíduos. E como se livrará deles? Pela pele, a respiração e os rins.

Muitas pessoas sobrecarregam o trabalho dos seus rins, obrigando-os a fazer o seu próprio trabalho e também o da pele, porque a natureza obrigará um órgão a fazer trabalho dobrado antes do que deixar de ser feito o trabalho. Cada poro é a terminação de um pequeno canal chamado glândula sudorífera, o qual penetra sob a superfície do corpo. Há uns 3 000 desses pequenos canais em cada polegada quadrada de nossa pele. Estão continuamente expelindo uma umidade chamada transpiração ou suor, cuja umidade é realmente um líquido segregado do sangue, e carregado com as impurezas e resíduos do sistema. Recordai-vos-eis que o corpo está constantemente destruindo tecidos e substituindo-os por matérias novas, e o corpo deve livrar-se de seus desperdícios da mesma forma que uma família deve livrar-se do lixo da casa. E a pele é um dos meios pelos quais são lançados fora os resíduos. Êstes desperdícios, permitindo-se-lhes permanecer no organismo, agem como um lugar de cultivo e de alimentação para as bactérias, os germes etc., e esta é a razão pela qual a natureza está ansiosa por libertar-se deles. A pele também expele um líquido que é usado para mantê-la suave e flexível.

A própria pele está constantemente sofrendo grandes mudanças na sua estrutura, tanto como qualquer outra parte do corpo. A pele externa, chamada freqüentemente epiderme, é composta de células de vida muito curta, que são constantemente abandonadas e substituídas por células novas as quais abrem caminho por baixo das velhas. Essas células destruídas e abandonadas formam uma coberta de matérias gastas sobre a superfície da pele, se não são varridas ou lavadas. Naturalmente, grande parte é tirada com a fricção das roupas, porém fica uma quantidade considerável, e o banho ou uma lavagem é necessária para a gente livrar-se delas.

Em nosso capítulo sobre o uso da água como irrigação para o interior do homem, falamos da importância de manter os poros abertos e de quão depressa morreria um homem se se fechassem os seus poros, como as experiências e os fatos do passado o têm demonstrado. Esta acumulação de células destruídas, gordura, transpiração etc., fechará pelo menos parcialmente os poros, a não ser que o corpo seja mantido limpo. Por outro lado, esta imundície acumulada sobre a superfície da pele é um convite aos germes estranhos e bactérias para que tomem ali alojamento e prosperem.

Estais vós fazendo este convite aos vossos amigos, os germes? Não estamos falando, agora, da sujeira adquirida do mundo externo — sabemos que não a trazeis sobre vós — mas tendes pensado alguma vez nestes resíduos do vosso próprio sistema e que é sujo como o outro e, em algumas ocasiões, de piores resultados?

Todos deveriam lavar o seu corpo pelo menos uma vez por dia. Não queremos dizer que seja necessária uma banheira (embora seria, naturalmente, de grande conveniência), mas uma boa lavagem é indispensável. Aqueles que não têm uma banheira, podem conseguir tão bons resultados, tomando uma toalha e uma bacia e passando toalha molhada pelo corpo todo, enxugando-o depois da primeira fricção e passando-a novamente pelo corpo pela segunda vez.

A melhor hora para uma lavagem ou um banho é pela manhã cedo, imediatamente depois de levantar-se. O banho à tardinha também é uma boa coisa. Nunca se deve banhar imediatamente antes ou depois das refeições. Dai ao corpo uma boa fricção com uma toalha áspera, o que servirá para fazer desprender a pele morta e também para estimular a circulação. Não tomar nunca um banho frio, quando o corpo estiver frio. Fazei um pouco de exercício até entrar na água, pois é necessário que o corpo produza um pouco de calor antes de tomar um banho frio. Ao tomar um banho de imersão, molhai sempre a cabeça antes de submergir o corpo sob a água — depois molhai o peito e, então, submergi-vos.

Uma prática favorita yogue, depois de tomar um banho frio ou quente, é friccionar o corpo vigorosamente com as mãos, em vez de usar a toalha, e depois vestir-se com o corpo ainda úmido. Isto, em vez de fazer sentir frio, como alguém poderia imaginar, produz o efeito contrário; experimenta-se uma sensação de calor imediatamente depois de vestir-se, a qual é aumentada por um exercício moderado, que os yogues praticam sempre imediatamente depois do banho. Este exercício não é violento, mas deve ser suspenso tão rapidamente quanto possível ao sentir-se um calor suave pelo corpo todo.

O banho favorito, ou lavagem, dos yogues é na água fria (não muito fria). Lava-se vigorosamente o corpo com as mãos, ou com pano, a que seguem uma fricções de mãos, *praticando a respiração profunda yogue durante a lavagem e a fricção.* Fazem isto imediatamente depois de levantar-se, seguido de um exercício suave, como dissemos. Quando a água está fria, não se submergem nela, mas aplicam-na com um pano seguindo-se uma fricção de mãos.

Uma reação poderosa sobrevem à aplicação da água fria, feita como expusemos, e o corpo experimenta logo um calor magnético, após vestir-se, depois do banho. O resultado destes banhos, se forem praticados durante algum tempo, é que a pessoa se tornará vigorosa e "forte", as suas carnes se tornarão duras, firmes e compactas, e um "resfriamento" chegará a ser quase desconhecido para ela. A pessoa que o pratica, chegará a ser como árvore forte, endurecida, capaz de fazer frente a todos os tempos e estações.

Aqui é oportuno chamar a atenção de nossos leitores contra a adoção de banhos demasiado frios ao princípio. Não façais isto, principalmente se tendes uma vitalidade imperfeita. Usai a água a uma temperatura agradável, no começo, e depois ide abaixando-a gradualmente. Depressa chegareis ao grau de temperatura que vos seja mais agradável — adotai-o. Mas não vos castigueis. Esta lavagem da manhã com água fresca, deveria ser uma coisa agradável para vós, e não um castigo ou uma penitência. Quando fordes possuidor das suas vantagens, nunca mais pensareis em deixá-la. Far-vos-á sentir bem durante todo o dia. Ao vestir-vos, com o corpo úmido, sentireis um pouco de frescor, mas isto será seguido instantaneamente de uma sensação de calor e de uma deliciosa reação. No caso de tomardes um banho frio na banheira, em vez de lavagem, não fiqueis na banheira mais de um minuto e agi vigorosamente, durante todo o tempo que estiverdes na água.

Se tomais lavagens matutinas, não tereis necessidade de muitos banhos quentes, embora "uma remolhadela" de vez em quando, vos fará bem e vos sentireis melhor por ela. Dai-vos umas boas fricções de cima para baixo, e ponde a roupa sôbre a pele seca (no caso de banho *quente*).

As pessoas que caminham muito ou estão muito de pé, acharão que o banho de pés, à noite, no momento de deitar-se, ser-lhes-á muito calmante e será a causa de uma noite de bom sono.

Agora, não esqueçais este capítulo tão rapidamente como o houverdes lido: ensaiai o que ele aconselha e vereis quanto melhor vos achareis. Depois da praticá-lo algum tempo, não o abandonareis mais.

LAVAGEM PELA MANHÃ

O seguinte exercício pode dar-vos algumas idéias acerca do modo de obter o melhor resultado da lavagem pela manhã. É muito vigorizador e tonificante, e vos fará sentir o seu efeito benéfico durante o dia todo.

Começa-se por um pequeno exercício que faz com que o sangue circule e o prana seja distribuído a todas as partes do corpo, depois do descanso da noite, e coloca o corpo na melhor condição para tomar banho ou a lavagem pela manhã.

Exercício preliminar:

1 — Perfilar-se em atitude militar, cabeça alta, olhar à frente, ombros para trás, mãos aos lados.

2 — Levantar o corpo lentamente sôbre a ponta dos pés, inalando uma respiração profunda, firme e lentamente, por alguns segundos, mantendo a mesma posição.

3 — Baixar lentamente à primeira posição, exalando ao mesmo tempo, lentamente, pelo nariz.

4 — Praticar a Respiração Purificadora.

5 — Repetir diversas vezes, variando com o uso, ora da perna direita, só, ora só da esquerda.

Depois, tomai o banho ou lavagem, como foi descrito nas páginas precedentes. Se preferis a lavagem de loção, enchei a bacia com água fresca (não demasiado fria, mas a uma temperatura agradável e estimulante que produza a reação). Tomai um pano áspero ou uma toalha e umedecei-a na água, fazendo escorrer a metade, mais ou menos, da água que apanhou. Começai pelo peito, e os ombros, depois as costas, em seguida o abdômen, as coxas, as pernas e os pés, friccionando o corpo todo vigorosamente. Expremei várias vezes a água da toalha ao molhar o corpo, para que todo ele receba água fresca. Detende-vos um momento, várias vezes, durante a lavagem e tomai umas quantas respirações longas e profundas. Não vos apresseis demasiado; executai-o com calma. Às primeiras vezes, a água fresca vos fará estremecer um pouco, mas depressa vos habituareis e ela começará a ser do vosso gosto. Não cometais o erro de começar com água demasiado fria; é preferível baixar a temperatura gradualmente.

Se preferis a banheira à lavagem, enchei-a até o meio, na temperatura apropriada, e ajoelhai-vos nela enquanto vos friccionais, depois submergi todo o corpo sob a água, por um momento, e, em seguida, saí definitivamente.

Após o banho ou lavagem, deve-se esfregar o corpo vigorosamente com as mãos várias vezes. Alguma coisa há nas mãos humanas que não se encontra no pano nem na toalha. Experimentai-o por vós mesmos. Deixai um pouco de umidade sobre a pele e, em seguida, ponde as roupas interiores e ficareis surpreendidos pelo peculiar calor agradável que sentireis no corpo todo. Em vez de vos fazer experimentar frio, a água vos dará uma sensação especial de calor em todas as partes do corpo cobertas pelas roupas, sob as quais deixastes um pouco de umidade.

Em qualquer dos dois casos, lavagem ou banho, praticai, em seguida, o seguinte exercício, depois de haverdes vestido as roupas interiores:

Exercício para terminar:

1 — De pé, firmes, estendei os braços para a frente, ao nível dos ombros, com os punhos cerrados e tocando-se um ao outro; abrir os braços até ficarem em linha reta com o peito, aos lados dos ombros (em cruz ou um pouco mais para trás, se puderem ir facilmente, sem forçá-los), pois isto expande a parte superior do peito. Repeti várias vezes e descansai um momento.

2 — Voltai, à posição 1, os braços em cruz, tendo-os estendidos ao nível dos ombros, movei os punhos ao redor, em círculo, da frente para as costas — depois invertei-os e fazei os círculos das costas à frente — depois variai, fazendo-os girar alternadamente como as asas de um moinho de vento. Repeti várias vezes.

3 — De pé, firmes, elevai as mãos sobre a cabeça; as mãos abertas e os polegares tocando-se; depois, sem dobrar os joelhos, procurai o chão com as pontas dos dedos — se não o conseguirdes, fazei o melhor que puderdes. Tornai à posição anterior.

4 — Elevai-vos sobre a ponta dos pés, tendo estes juntos, várias vezes, com uma espécie de movimento de mola.

5 — Ereto, colocai os pés uns sessenta centímetros distantes um do outro; então acocorai-vos lentamente, detende-vos um momento e tornai à posição original. Repeti várias vezes.

6 — Repeti o exercício 1, várias vezes.

7 — Terminai com a Respiração Purificadora.

Este exercício não é tão complicado como parece à primeira vista. É realmente uma combinação de cinco exercícios, todos os quais são muito simples e fáceis de executar. Estudai e praticai cada secção do exercício, antes de tomar o banho e dominai cada parte completamente. Depois, a coisa andará como um relógio e só ocorrerão alguns momentos para fazê-lo. São muito vigorizadores; põem em atividade o corpo todo e farão sentir-vos outro homem, se o praticardes depois do banho ou da loção.

A loção pela manhã, na parte superior do corpo, dá força e vitalidade para todo o dia, ao passo que uma lavagem do corpo, da cintura para baixo (incluindo os pés), à noite, acalma o indivíduo para o sono da noite e é muito refrescante.

CAPÍTULO XXVII

ENERGIA SOLAR

Os nossos estudantes estão, naturalmente, mais ou menos familiarizados com os princípios científicos fundamentais da astronomia. Isto é, sabem que até naquela infinitésima porção do Universo, da qual não temos conhecimento algum pelo sentido da vista, mesmo sendo ajudados pelos mais poderosos telescópios, há milhões de estrelas fixas — todas as quais são sóis, iguais em tamanho ao nosso, e, em alguns casos, muitas vezes maiores que o sol que governa o nosso particular sistema planetário. O nosso sol é o maior irradiador de energia para o nosso sistema, o qual é composto de vários planetas conhecidos pela ciência, e de outros desconhecidos ainda para os astrônomos — sendo o nosso planeta Terra apenas um de uma família maior.

O nosso sol, como os outros sóis, está continuamente emitindo energia no espaço, cuja energia vitaliza os planetas circundantes e faz a vida possível neles. Sem os raios do sol, a vida seria impossível sobre a Terra — até para as formas de vida mais simples conhecidas. Todos dependemos da vitalidade do sol — a força vital. Esta força vital ou energia é naturalmente aquilo que os yogues conhecem como prana.

Prana está, naturalmente, em todas as partes; não obstante, certos centros estão constantemente absorvendo e enviando de novo esta energia — mantendo uma espécie de corrente infindável. Eletricidade é tudo, mas os dínamos e centros análogos são necessários para reuni-la e transmiti-la em forma concentrada. Existe uma constante corrente de prana entre o sol e seus vários planetas.

Geralmente é admitido (e a ciência moderna não o contradiz) que o sol é uma massa de fogo ardente — uma espécie de forno aceso, e que a luz e o calor que recebemos são as emanações deste grande forno. Mas os filósofos yogues sempre sustentaram o contrário. Ensinam que, embora a constituição do sol ou, antes, as condições prevalecentes ali, sejam tão diferentes das daqui, que a mente humana teria muita dificuldade em formar uma idéia inteligente dela, todavia não é literalmente uma massa de matéria em combustão, como seria um pedaço de carvão ardendo — nem como uma bola de ferro derretido.

Nenhuma destas concepções são aceitas pelos mestres yogues. Êles sustentam, pelo contrário, que o sol é constituído, em grande parte, de certas substâncias muito parecidas à recentemente descoberta e conhecida pelo nome de "radium". Não dizem que o sol seja composto de radium, mas sustentaram, durante séculos, que ele é composto de numerosas substâncias ou formas de matérias, que possuem propriedades similares àquelas que foram observadas nessa substância, da qual o mundo ocidental se está ocupando tanto atualmente e à qual os seus descobridores denominaram "radium". Não pretendemos descrever ou explicar o "radium"; estamos expondo, simplesmente, que ele parece possuir certas qualidades e propriedades de graus, pelas diferentes substâncias que formam a "matéria solar". É muito provável que alguma das outras substâncias solares possa ser achada neste planeta — semelhante ao "radium" e que, não obstante, tenha pontos de diferença.

Essa substância solar não está num estado de fusão nem num estado de combustão, no sentido que geralmente damos a estas palavras. Está constantemente atraindo para si uma corrente de prana dos planetas; fá-los passar por algum assombroso processo da natureza e devolve-a outra vez aos planetas. Como os nossos estudantes sabem, o ar é origem principal de onde extraímos prana, mas o próprio ar recebe-o do sol. Já vos dissemos como o alimento que comemos está carregado de prana, que extraímos e utilizamos, mas as plantas recebem o seu prana do sol. O sol é o grande depósito de prana para este sistema solar e é um dínamo poderoso que, constantemente, está enviando as suas vibrações até os limites do seus sistema, vitalizando todas as partes e fazendo possível a vida — a vida física, queremos dizer, naturalmente.

Êste livro não é o meio apropriado para descrever os assombrosos fatos acerca da ação solar, que são conhecidos pelos melhores mestres yogues, e mencionamos o assunto simplesmente para que os nossos estudantes conheçam o sol pelo que é, e compreendam o que ele significa para todas as criaturas vivas.

O fim deste capítulo é apresentar às vossas mentes o fato de que os raios do sol estão carregados com vibrações de energia e de vida, porém que, provavelmente, não usamos no grau que nos seria possível. Os povos civilizados modernos parece que têm medo do sol — escurecem os seus aposentos e cobrem-se com pesadas vestes para interceptar os seus raios — fogem dele, com efeito.

Agora, é oportuno relembrar que, quando falamos do sol, não falamos do *calor*. O calor é produzido pela ação dos raios solares ao porem-se em contato com a atmosfera da Terra — fora da atmosfera da Terra (nas regiões interplanetárias) prevalece frio intenso, devido a que resistência alguma é oferecida aos raios solares. Assim é que, quando vos dizemos que utilizeis os raios solares, não queremos dizer que vos senteis ao calor do sol do meio-dia.

Deveis suprimir esta prática de afastar-se da luz do sol. Deveis admitir o sol em vossas casas. Tirai as vossas cortinas e reposteiros. Não conserveis os vossos melhores aposentos sempre fechados. Não permitais que os vossos aposentos estejam na condições de um sótão, no qual nunca entra o sol. Abri as vossas janelas de manhã cedo e deixai que os raios do sol, diretamente ou refletidos, banhem o aposento, e notareis que, gradualmente, a vossa casa é invadida por uma atmosfera de saúde, força e vitalidade, que substituirá a antiga atmosfera de doença, debilidade e falta de vida.

Saí ao sol de vez em quando. Não fujas, na rua, do lado que bate o sol, exceto quando fizer muito calor pelo meio-dia. Tomai banhos de sol, de vez em quando. Levantai-vos alguns minutos mais cedo, parai, assentai ou deitai-vos ao sol e deixai-o purificar todo o vosso corpo.

Se estiverdes onde possais fazê-lo assim, despi-vos e deixai que os raios solares cheguem ao vosso corpo sem a interposição da roupa. Se nunca experimentastes isto, apenas podereis acreditar na muita virtude que há num banho de sol, e quão fortes vos sentireis depois dele. Não desprezeis este assunto, sem pensar bastante nele. Experimentai um pouco com os raios do sol e obtereis algum benefício das vibrações diretas sobre o vosso corpo. Se tiverdes alguma fraqueza especial do corpo, vereis que conseguis alívio, permitindo que os raios do sol cheguem à parte ou à superfície do corpo, que caiam bem na parte afetada.

Pela manhã cedo, os raios do sol são ainda mais benéficos, e aqueles que se levantam cedo e obtêm os benefícios destes raios puros, têm motivos para congratular-se. Depois de decorridas cinco horas após a saída do sol, o efeito vital dos raios diminui, decrescendo gradualmente à proporção que o dia se aproxima do seu termo. Notareis que as plantas das flores que recebem o sol da manhã, prosperam muito mais do que aquelas que só obtêm os raios da tarde. Todos os amantes das flores conhecem isto e sabem que a luz do sol é tão necessária para a vida louçã da planta, como o é o ar, a água e o bom terreno. Estudai um pouco as plantas — voltai à natureza e lede aí a vossa lição. O sol e o ar são tônicos assombrosos — por que não participais deles mais livremente?

Em outras partes deste livro, falamos do poder da mente para atrair ao sistema uma porção adicional de prana do ar, do alimento, da água etc. E isto também é certo, do prana ou força vital dos raios solares — podeis aumentar o benefício pela atitude mental apropriada. Caminhai ao sol da manhã — levantai a cabeça, lançai os ombros para trás, tomai algumas boas respirações do ar, que está carregado com o prana dos raios solares. Deixai que o sol brilhe sobre vós. E então formai a imagem mental sugerida pelas palavras enquanto repetis o *mantram* seguinte ou outro análogo:

"Estou banhando-me na formosa luz do sol da natureza — estou dele tirando vida, saúde, força e vitalidade. Ele está fazendo-me forte e cheio de energia. Sinto o influxo do prana. Sinto-o circular no meu sistema, da cabeça aos pés, vigorizando meu corpo inteiro. Amo a luz do sol e obtenho todos os seus benefícios."

Praticai isto sempre que tiverdes uma oportunidade e, então começareis a compreender que boa coisa tendes perdido durante todos esses anos que tendes estado fugindo do sol. Não vos exponhais inutilmente ao sol no rigor do verão, nos dias de muito calor, particularmente próximo ao meio-dia. Mas, no inverno e no verão, os primeiros raios de sol da manhã não vos danificarão. Aprendei a amar o sol e tudo quanto dele procede."

CAPÍTULO XXVIII

AR PURO

Agora, não passeis por alto este capítulo, porque trata de um assunto muito comum. Se vos sentirdes inclinado a passá-lo por alto, é porque sois precisamente a pessoa à qual está destinado e que dele tem mais necessidade. Aquêles que já consideram o assunto e já compreenderam alguma coisa do benefício e da necessidade do ar puro, não passarão por alto êste capítulo, mesmo que conheçam tudo quanto êle contém — alegrar-se-ão ao ler as boas novas outra vez. E, se o assunto não vos agrada e vos sentirdes inclinado a omiti-lo, então certamente tendes necessidade dêle.

Em outros capítulos dêste livro, temos falado da importância da respiração, tanto na sua fase esotérica como na exotérica. Êste capítulo não se destina a tratar do assunto da respiração outra vez, mas dará simplesmente umas pequenas indicações sôbre a necessidade do ar fresco e da quantidade suficiente dele — aviso muito necessitado pela gente do Oriente, a qual fecha hermeticamente os seus quartos de dormir e onde as casas pouco arejadas estão tanto em voga. Já vos temos falado da importância da respiração correta, mas a lição será de muita utilidade para vós, a não ser que tenhais ar puro para respirar.

O costume de encerrar-se em aposentos hermeticamente fechados, falhos da conveniente ventilação, é a mais estúpida idéia que se pode conceber. Como se pode fazer isto, depois de conhecer os fatos acerca da ação e das funções dos pulmões, é coisa que não tem explicação. Deitemos um olhar claro e conciso para este assunto.

Recordar-vos-eis que os pulmões estão constantemente lançando fora matéria destruída e resíduos de todas as partes do sistema. A matéria arrojada pelos pulmões é quase tão suja como a arrojada pela pele, os rins e mesmo pelos intestinos. Com efeito, se a quantidade de água dada ao sistema não é suficiente, a natureza obriga os pulmões a fazerem o trabalho dos rins para livrar-se dos mesmos detritos imundos, produzidos pelo sistema. E se os intestinos não expulsam a soma normal de resíduos, muitos dos conteúdos do cólon abrem caminho, gradualmente, através do sistema, procurando uma saída, e são tomados pelos pulmões e arrojados ao exalar a respiração.

Pensai no caso — se vos encerrais hermeticamente num aposento, lançais, na atmosfera desse aposento, em cada hora, uns oito galões de gás ácido carbônico e de outros gases sujos e venenosos. Em oito horas, expelis 64 galões. Se há duas pessoas dormindo no aposento, multiplicai os galões por dois. À proporção que o ar se contamina, vós respirais esta matéria venenosa, muitas e muitas vezes, em vosso sistema, tornando-se pior a qualidade de ar em cada nova respiração exalada. Não estranheis, pois, que, se alguém entra no vosso aposento pela manhã, note o mau cheiro que aí existe, se o mantiverdes fechado. Não estranheis se vos sentirdes contrariados, estúpidos, maldispostos e, geralmente, de mau humor, após uma noite nesta espécie de enclausuramento pestilento.

Já pensastes bem, alguma vez no *por que dormis?*

É para dar à natureza a oportunidade de reparar o gasto que se produziu durante o dia. Cessais de usar as suas energias no trabalho e lhe dais a oportunidade de reparar e reconstruir o vosso sistema, para que possais vos sentir bem na manhã seguinte. Para poder fazer bem a sua obra, ela requer, pelo menos, as condições normais; tem necessidade de ser provida de ar que contenha as devidas proporções de oxigênio — ar que tenha sido exposto à luz do sol e, portanto, recentemente carregado de prana. Em vez disto, vós apenas lhe dais uma quantidade limitada de ar, meio envenenado pelos resíduos do vosso organismo.

Não estranheis, portanto, se ela não vos der nada, a não ser um trabalho mal feito e, algumas vezes, pela metade.

Qualquer aposento, que tenha esse cheiro fétido que todos têm notado num dormitório pobremente ventilado, não é um lugar apropriado para dormir, enquanto não tenha sido ventilado e provido de ar fresco. A pureza do ar de um dormitório devia estar tão próximo quanto fosse possível da pureza do ar externo.

Não tenhais medo de resfriar-vos. Lembrai-vos que os mais apropriados métodos modernos de tratar a tuberculose prescrevem que o paciente permaneça ao ar fresco, à noite, sem importar-se do frio que possa fazer. Ponde sôbre vós cobertores suficientes e não vos preocupará o frio, depois que estiverdes acostumado a ele. Voltai à natureza! Ar fresco, lembrai-vos, não significa dormir numa corrente de ar.

E o que se aplica aos quartos de dormir é também aplicável às casas de viver, oficinas etc. Naturalmente, no inverno não se deverá permitir que o ar externo penetre demasiado em casa, pois faria baixar excessivamente a temperatura; existe, porém, um recurso que pode ser empregado nos climas frios. Abri as janelas de vez em quando e dai ao ar a oportunidade de circular de dentro para fora.

Durante a noite, não esqueçais que as lâmpadas e bicos de gás também gastam uma quantidade considerável de oxigênio — de modo que será bom renovar o ar, de vez em quando.

Lede alguma coisa sobre ventilação e vossa saúde será melhor. Porém, mesmo que não tenhais interesse em aprofundar o assunto, pensai um pouco no que dissemos e vosso bom-senso fará o resto.

Saí um pouco, todos os dias, e deixai que o ar puro sopre sobre vós. O ar está cheio de propriedades que dão vida e saúde.

Todos vós sabeis isto e o soubestes sempre. Porém, vos encerrais de uma maneira que é inteiramente oposta aos planos da natureza. Não estranheis o fato de não vos sentirdes bem. Não tenhais medo do ar. A natureza quer que o useis — está adaptado à vossa natureza e necessidades.

Assim, não o temais — aprendei a amá-lo. Dizei-vos a vós mesmos, enquanto andais fora de casa e gozais do ar puro:

"Eu sou um filho da natureza — ela me dá este ar puro e bom para usá-lo, para que eu possa ser forte e estar bom, e manter-me assim. Estou respirando saúde, força e energia. Estou gozando da sensação do ar que sopra sobre mim e sinto os seus efeitos benéficos. Sou um filho da natureza e desfruto seus dons."

Aprendei a gozar o ar e sereis ditosos.

CAPÍTULO XXIX

O DOCE RESTAURADOR DA NATUREZA: O SONO

De todas as funções naturais que deviam ser compreendidas pelas pessoas, a do sono parece que, por ser tão simples, não teria necessidade de nenhuma instrução nem conselho.

A criança não precisa de tratados esmerados sobre o valor e a necessidade de dormir — ela dorme simplesmente — isso é tudo. E o adulto faria o mesmo, se vivesse mais próximo das condições naturais. Mas lhe é impossível viver naturalmente.

Todavia pode avançar consideravelmente na sua viagem de volta à natureza, apesar das circunstâncias desfavoráveis.

De todas as práticas néscias que o homem tem adotado na carreira de apartar-se da natureza, os seus hábitos de dormir e de levantar-se são as piores. Desperdiça, em excitações e prazeres sociais as horas que a natureza lhe deu para o seu melhor sono e dorme nas horas em que a natureza lhe dá a melhor oportunidade de absorver energia e vitalidade.

O melhor sono é o que se dorme entre o pôr-do-sol e a meia-noite, e as melhores horas para o trabalho ao ar livre e a absorção da vitalidade são as primeiras horas depois do sair do sol. Assim, pois, desperdiçamos em ambos os extremos e, depois, estranhamos de ficarmos arruinados em idade temporã.

Durante o sono, a natureza faz uma grande parte da sua obra reparadora, e é da maior importância que se lhe dê esta oportunidade. Não podemos estabelecer nenhuma regra do dormir, pois cada pessoa tem diferentes necessidades, e este capítulo é apenas para dar uma breve indicação. Não obstante, podemos dizer, de maneira geral, que o tempo requerido pela natureza para dormir é de umas oito horas.

Dormi sempre num aposento bem arejado, pelas razões dadas em vosso capítulo sobre o ar puro. Colocai sobre vós cobertas suficientes para estardes confortavelmente, mas não vos enterreis sob a pesada massa de roupa que é tão comum em tantas famílias — isto é, em grande parte, questão de hábito, e supreender-vos-á a quantidade muito menor de roupa que podereis pôr, da que tinheis por hábito usar.

Não durmais nunca com a roupa com a qual tendes andado durante o dia — esta prática não é nada sã nem limpa.

Não useis demasiados travesseiros debaixo da cabeça — um pequeno é suficiente. Relaxai todos os músculos do corpo, suprimi a tensão de cada nervo e aprendei a "abandonar-vos" na cama e a cultivar a "indolência", quando entrardes para debaixo das cobertas. Procurai não pensar nos assuntos do dia, depois de vos deitardes — fazei disto uma regra invariável e depressa aprendereis a dormir como uma criança sã.

Observai o sono da criança e o que ela faz depois de estar na cama, e esforçai-vos em seguir o seu método tão aproximadamente quanto vos seja possível. Sede como a criança, quando fordes para a cama; procurai viver outra vez as sensações da infância e dormireis como uma criança — só este fragmento de conselho é digno de ser impresso num manual, porque se fosse seguido, teríamos uma raça notavelmente melhorada.

Se adquirirdes uma idéia da natureza real do homem e do seu lugar do universo, ser-vos-á mais fácil cair neste descanso infantil do que o é à generalidade dos homens e mulheres. Sentir-vos-eis perfeitamente em vossa casa no universo e tereis a calma e a confiança no poder predominante da mesma forma que a criança relaxa o seu corpo, suprime a tensão da mente e cai gradualmente, num sono tranqüilo.

Não daremos, aqui, nenhuma instrução especial para produzir o sono nas pessoas que sofrem de insônia. Acreditamos que, se seguissem os métodos de vida natural e racional, dados neste livro, dormiriam naturalmente, sem nenhum conselho especial. Mas será bom dar algum pequeno conselho, neste sentido, para aqueles que o possam necessitar. Banhar os pés e as pernas, ao deitar-se, produz sono. Concentrar a mente nos pés tem sido um auxílio para muitos, pois dirige a circulação à parte inferior do corpo, aliviando o cérebro.

Porém, sobretudo, não *procureis dormir* — esta é a pior coisa do mundo para aquele que realmente deseja dormir, porque geralmente age em sentido contrário. O melhor modo, se pensardes nisso, é adotar a atitude mental de que não vos preocupais se dormir ou não — de que estais perfeitamente relaxados — gozando de um bom abandono e completamente satisfeitos das coisas como estão. Imaginai-vos como um menino cansado, descansando de um modo sonolento, nem adormecido nem acordado, e procurai produzir esta sugestão. Não vos incomodeis pelo adiantado da hora, nem se dormireis ou não — vivei exatamente nesse momento particular e gozai do vosso descanso.

Os exercícios dados no capítulo sobre a Relaxação vos farão adquirir o hábito de vos relaxardes à vontade, e aqueles que têm sido incomodados por insônias notarão que podem adquirir hábitos completamente novos.

Pois bem, sabemos que não podemos esperar que todos os nossos estudantes se deitem como uma criança e se acordem cedo como a criança ou o agricultor. Desejaríamos que isto fosse possível, mas sabemos perfeitamente o que a vida moderna, particularmente nas grandes cidades, requer de uma pessoa. Assim é que, tudo quanto pedimos aos nossos estudantes é que procurem viver tão próximos à natureza quanto lhes seja possível. Evitai, tanto quanto vos seja possível a excitação à noite e durante as últimas horas da tarde, e, sempre que tiverdes uma oportunidade, retirai-vos cedo ao leito e levantai-vos cedo.

Compreendemos, naturalmente, que tudo isto é contrário ao que vos ensinaram a considerar como *prazer,* mas vos pedimos que, em meio de tudo isso que chamam *prazer,* tomeis, de vez em quando, um pouco de descanso. Tarde ou cedo, a raça voltará às maneiras mais simples de viver e então a dissipação será considerada como consideramos agora o uso dos narcóticos, bebidas etc.

Entretanto, tudo quanto podemos dizer é isto: — "Fazei tudo do melhor modo que puderdes por vós mesmos".

Se puderdes dispor de um pouco de tempo, ao meio-dia ou em outro momento, achareis que meia hora de relaxação

— ou até "dormitar" um pouco — fará prodígios no sentido de vos repor e tornar-vos capaz de fazer obra melhor, quando vos levantardes. Muitos de nossos homens de mais êxito, nos negócios e nas profissões, aprenderam este segredo e, geralmente, quando se diz que estão "muito ocupados durante meia hora", estão, realmente, descansando nas suas camas, relaxando-se, respirando profundamente e dando à natureza a oportunidade de repor-se. Alternando o trabalho com um pouco de descanso, podereis fazer duas vezes tão bom trabalho, como se houvésseis trabalhado sem descanso.

Pensai sobre estas coisas um pouco, vós, homens do mundo ocidental, e podereis ser ainda mais "ativos", alternando a vossa atividade com relaxação e descanso ocasionais. Um pouco de "abandono" ajuda muito uma pessoa a manter-se mais forte e mais dura.

CAPÍTULO XXX

REGENERAÇÃO

Neste capítulo, não podemos fazer mais do que chamar brevemente a vossa atenção para um assunto de vital importância para o gênero humano, porém, que este não está pronto para considerar seriamente. Devido ao estado atual da opinião pública a este respeito, é impossível escrevermos tão claramente como desejaríamos e como realmente é necessário, pois todos os escritos sobre o assunto em questão são suscetíveis de ser considerados como "impuros", ainda que o único objetivo do escrito seja combater a impureza e as práticas impróprias, sustentadas pelo público. Assim mesmo, alguns valentes escritores têm-se empenhado para dar ao público um conhecimento claro do assunto da regeneração, de modo que a maioria dos nossos leitores compreenderá facilmente o que queremos dizer.

Não trataremos da importante questão da regeneração aplicada à relação dos dois sexos, pois esse assunto é tão importante que requer um volume especial, e, além disso, esta não é obra na qual o assunto deva ser tratado detalhadamente. Entretanto, diremos algumas palavras a esse respeito.

Os yogues consideram como totalmente antinaturais os excessos cometidos pela maioria dos homens e dos quais obrigam a participar as suas companheiras de matrimônio. Êles acreditam que o princípio sexual é demasiado sagrado para que se abuse dele, e lamentam que o homem desça freqüentemente a um nível inferior aos das bestas nas suas relações sexuais. Apenas com uma ou duas exceções, os animais inferiores não têm relações sexuais que não sejam com o propósito de perpetuar a sua espécie, e os excessos sexuais, dissipações e esbanjamentos a que o homem se entrega, são quase completamente desconhecidos para os animais.

E, à proporção que o homem avançou na escala da vida, pôs em prática novas funções do sexo, e existe um intercâmbio de certos princípios elevados entre os sexos, que não se verifica nos brutos nem nas formas mais materiais da vida humana — isto fica reservado para o homem e a mulher de espiritualidade e mentalidade desenvolvidas. As relações naturais entre o marido e a mulher tendem a elevar, fortalecer e enobrecer, em vez de degradar, debilitar, corromper aos participantes, como acontece quando a referida relação é baseada na mera sensualidade. A razão de haver tantos matrimônios, inarmônicos e discordes, consiste em que um dos esposos se eleva a um grau mais alto de pensamento do que o outro, e acha que o seu companheiro ou companheira é incapaz de segui-lo. De então para diante, as suas relações mútuas estão sobre diferentes planos e não acham, um no outro, aquilo que procuram.

Isto é tudo quanto desejamos dizer aqui sobre este aspecto particular do assunto. Há muitos e bons livros sobre esta questão, os quais os nossos estudantes poderão encontrar nos centros literários de pensamento adiantado das diversas cidades e povos. Limitar-nos-emos, no resto deste capítulo, ao exame da importância da conservação da saúde e da fôrça sexual.

Mesmo que levem uma vida na qual as relações dos sexos não desempenhem um papel importante, os yogues reconhecem e apreciam a importância de um organismo reprodutor são, e o seu efeito sobre a saúde geral do indivíduo. Com esses órgãos numa condição fraca, todo o sistema físico sente a ação reflexa e sofre simpaticamente.

A Respiração Completa (descrita em outro lugar deste livro) produz um ritmo que é a maneira própria da natureza para manter esta parte importante do sistema em condição normal, e, desde o começo, notar-se-á que as funções reprodutoras são fortalecidas e vitalizadas, dando assim, por ação reflexa simpática, a nota para todo o sistema. Mas isto não significa que as paixões animais sejam acordadas — longe disso. Os yogues são defensores da continência, da castidade e da pureza nas relações matrimoniais, assim como também fora delas. Aprenderam a dominar as paixões animais e têm-nas sujeitas ao domínio dos princípios mais elevados da mente e da vontade.

Mas o domínio sexual não significa debilidade sexual, e os ensinamentos dos yogues são que o homem ou a mulher cujo organismo reprodutor é normal e são, terá uma vontade mais forte para governar-se a si mesmo. O yogue crê que grande parte da perversão desta admirável parte do sistema advém da falta de saúde normal, perversão que resulta de uma condição mórbida, mais do que normal, do sistema reprodutor.

Os yogues também sabem que a energia sexual pode ser conservada e usada para o desenvolvimento do corpo e da mente do indivíduo, em vez de ser dissipada em excessos contrários à natureza, como soem fazê-lo, por ignorância, tantas pessoas.

Nas páginas seguintes, damos um dos exercícios favoritos dos yogues para produzir este resultado. O estudante, siga ou não as teorias yogues de vida pura, achará que a respiração completa fará mais para restaurar a saúde desta parte do sistema do que qualquer outra coisa que alguma vez tenha empregado. Recordai-vos, agora, que queremos dizer saúde normal, não indevido desenvolvimento. O sensualismo encontrará nela o meio normal de diminuir o desejo, não de aumentá-lo; para o homem enfraquecido será o meio normal de tonificar-se e libertar-se da fraqueza que o deprima.

Desejamos não ser malcompreendidos neste assunto. O ideal yogue é um corpo forte em todas as suas partes e sob a direção de uma vontade forte e desenvolvida, animada por elevados ideais.

Os yogues possuem grandes conhecimentos acerca do uso e abuso do princípio reprodutor em ambos os sexos. Alguns fragmentos deste ensinamento esotérico chegam ao mundo ocidental, o que tem permitido aos escritores que se têm ocupado do assunto, fazerem o bem em larga escala.

Neste livro, não podemos entrar num exame da teoria fundamental, mas chamamos a vossa atenção para um meio pelo qual o estudante será capaz de transmitir a energia reprodutora ao corpo, transmutando-a em vitalidade para o sistema todo, em vez de desperdiçá-la e dissipá-la em práticas luxuriosas. A energia reprodutora é energia criadora, e pode ser tomada pelo sistema e transmutada em força e vitalidade, servindo, assim, ao objetivo da regeneração, em vez de servir ao da geração. Se os jovens do mundo ocidental compreendessem estes princípios fundamentais, poderiam evitar muitas misérias e infelicidades em futuros anos e seriam mais fortes mental, moral e fisicamente.

Esta transmutação da energia reprodutora dá grande vitalidade aos que a praticam. Enche-os de grande força vital que irradia deles e faz que sejam conhecidos como pessoas "magnéticas". A energia assim transmutada pode ser trazida a novos canais e usada com grande utilidade. A natureza condensou uma de suas mais poderosas manifestações de prana na energia reprodutora, pois o seu propósito é criar. A maior soma de fôrça vital está concentrada no menor espaço. O organismo reprodutor é o mais poderoso acumulador na vida da mesma forma que pode ser gasta nas funções ordinárias da reprodução ou dissipada em luxuriosos desperdícios.

O exercício yogue para a transmutação da energia reprodutora é simples. Acha-se combinado com a respiração rítmica e é facilmente executado. Pode ser praticado em qualquer tempo, mas é recomendado especialmente quando uma pessoa sente o instinto mais fortemente, em cujo momento a energia reprodutora se manifesta e pode ser facilmente transmutada para os fins de regeneração.

Este exercício demo-lo no parágrafo próximo. O homem que faz obra criadora mental ou corporal, poderá usar esta energia criadora por meio deste exercício, fazendo subir a energia a cada inalação e distribuindo-a com a exalação. O estudante compreenderá, naturalmente, que não são os atuais fluidos reprodutores que são levados para cima e utilizados, mas sim, a energia prânica etérea que os anima — a alma do organismo reprodutor, por assim dizer.

EXERCÍCIO REGENERADOR

Mantende a mente fixa na idéia de energia e afastada dos pensamentos ou imaginações sexuais ordinárias. Se estes pensamentos se apresentarem à mente, não vos desanimeis, mas considerai-os como manifestação de uma força que tentais usar para o propósito de fortalecer vosso corpo e vossa mente. Deitai-vos passivamente, ou sentai-vos ereto, e fixai vossa mente sôbre a idéia de levar a energia reprodutora para cima, ao plexo solar, onde será transmutada e armazenada como uma reserva de força e de energia vital. Então, respirai ritmicamente, formando a imagem mental de levar para cima a energia reprodutora em cada inalação. A cada inalação, fazei um mandato da vontade de que a energia seja levada para cima, do organismo reprodutor ao plexo solar.

E se o ritmo estiver bem-estabelecido e a imagem mental for clara, sereis consciente da passagem ascendente da energia e sentireis o efeito estimulante. Se desejardes um aumento de força mental, podeis dirigi-la ao cérebro em vez de dirigi-la ao plexo solar, dando a ordem mental e tendo a imagem mental da transmissão ao cérebro. Nesta última forma do exercício, apenas aquelas porções da energia que, para efetuar a obra mental, podem ser necessárias, passarão no cérebro, ficando a quantidade de sobejar armazenada no plexo solar. Costuma-se inclinar a cabeça, cômoda e naturalmente, para a frente, durante o exercício de transmutação.

Este assunto da Regeneração nos abre um vasto campo à investigação, indagação e estudo, e talvez algum dia julguemos oportuno publicar um pequeno manual sobre ele, para a circulação privada entre aqueles poucos que estão preparados e que procuram o conhecimento com os motivos mais puros, e não pelo desejo de achar alguma coisa que lisonjeie as suas inclinações e imaginações lascivas.

CAPÍTULO XXXI

A ATITUDE MENTAL

Aqueles que se familiarizaram com os ensinamentos yogues acerca da mente instintiva e com a direção da mesma sobre o corpo físico — e também o efeito da vontade sôbre a mente instintiva, hão de ver, facilmente, que a atitude mental da pessoa terá muito que ver com a sua saúde.

As atitudes mentais da alegria, contentamento e ânimo, refletem-se em forma de funcionamento normal do corpo físico, ao passo que os estados mentais sombrios, pesarosos, de temor, ódio, ciúme e cólera, reagem todos sobre o corpo e produzem a discordância física e, eventualmente, a doença.

Todos nós estamos familiarizados com o fato de que as boas novas e o ambiente alegre promovem um apetite normal, ao passo que as más notícias, condições depressivas etc., causam a perda do apetite. Quando algum prato favorito é mencionado, cresce-nos água na boca, e a lembrança de alguma experiência ou vista desagradável pode produzir náuseas.

As nossas atitudes mentais são refletidas em nossa mente instintiva, e como este princípio da mente tem domínio direto sobre o corpo físico, pode-se compreender facilmente como o estado mental toma forma no funcionamento físico.

Os pensamentos depressivos afetam a circulação, o que, por sua vez, afeta todas as partes do corpo, privando-as de nutrição apropriada. Os pensamentos inarmônicos destroem o apetite e a conseqüência é que o corpo não recebe a devida nutrição e o sangue se empobrece. Por outra parte, os pensamentos otimistas e alegres promovem a digestão, aumentam o apetite, ajudam a circulação e, de fato, agem como um tônico geral do sistema.

Muitas pessoas supõem que esta idéia de efeito da mente sobre o corpo é apenas uma teoria imaginária dos ocultistas e pessoas interessadas na terapêutica mental, mas basta que observemos o exposto pelos investigadores cientistas para reconhecer que esta teoria é baseada sobre fatos bem estabelecidos. Têm-se feito muitas experiências tendentes a provar que o corpo é muito facilmente influenciado pela atitude mental ou crença, e muitas pessoas têm adoecido e outras se têm curado pela simples auto-sugestão ou pela sugestão de outros, o que são, com efeito, apenas fortes atitudes mentais.

A saliva converte-se em veneno sob a influência da cólera; o leite materno torna-se um veneno para a criança, se a mãe manifesta excessiva ira ou temor. Os sucos gástricos cessam de fluir livremente, se a pessoa estiver abatida ou temerosa. Poder-se-iam dar milhares de exemplos desta classe.

Duvidais do fato de que a doença possa ser primitivamente causada pelo pensamento negativo? Então ou o testemunho de algumas autoridades do mundo ocidental:

"Em certos lugares da África, qualquer cólera ou pena violenta é quase certo que será seguida pela febre. — *Sir Samuel Baker,* em "The British and Foreign Medico-Chirurgical Review".

"A diabete ocasionada por uma impressão mental repentina é uma doença física de origem puramente mental". — *Sir B. W. Richardson,* em Discourses".

"Em muitos casos, tenho tido razões para acreditar que o cancro tem a sua origem na ansiedade prolongada." — *Sir George Paget,* em "Lectures".

"Têm-se surpreendido a freqüência com que os pacientes de cancro primário do fígado atribuem a causa da sua má saúde à prolongada pena ou ansiedade. Os casos têm sido demasiado numerosos para serem considerados como meras coincidências". — *Murchison.*

"A grande maioria de casos de cancro, especialmente do peito ou cancro uterino, é provavelmente devida à ansiedade mental." — *Dr. Snow,* em "The Lancet".

O doutor Wilks refere casos de icterícia resultante de condições mentais. O doutor Churton, no "British Medical Journal", refere um caso de icterícia produzida pela ansiedade. O doutor Mackenzie dá a conhecer vários casos de anemia perniciosa causada por abalos mentais. Hunter refere que "se conhece, de há muito tempo, que a excitação emocional é uma causa produtora da angina do peito".

"A excessiva tensão mental será seguida de erupções na pele. Em todos estes casos e no cancro, na epilepsia e na mania por causas mentais há uma predisposição. É notável o pouco que têm sido estudada a questão das moléstias físicas devidas a influências mentais." — *Richardson.*

"As minhas experiências demonstram que as emoções irascíveis, malévolas e deprimentes, geram no sistema compostos prejudiciais, alguns dos quais são extremamente venenosos; e também que as emoções de alegria e de felicidade geram compostos químicos de valor nutritivo que estimulam as células, fazendo-as manufaturar energia." — *Elmes Gates.*

O doutor Hack Tuke, na sua bem conhecida obra sobre moléstias mentais etc., escrita muito antes de que a "cura mental" despertasse tanto interesse no mundo ocidental, dá numerosos casos de doenças produzidas pelo temor, estando, entre elas, a loucura, o idiotismo, a paralisia, a icterícia, o encanecimento prematuro, a calvície, a queda dos dentes, as moléstias uterinas, e erisipela, o eczema e a impetigo. É um fato bem testemunhado que, durante os tempos em que lavram as doenças contagiosas, o temor causa muitas mortes em casos nos quais o ataque é leve apenas. Isto é facilmente compreendido, quando consideramos que as moléstias contagiosas atacam mais facilmente as pessoas que manifestam vitalidade imperfeita, e fato ainda mais conhecido de que o temor e as emoções análogas alteram a vitalidade.

Existe um bom número de livros escritos sobre esta questão, de modo que não é necessário determo-nos mais sobre esta parte geral do assunto. Mas, antes de deixá-lo, devemos imprimir sobre os nossos estudantes a verdade da afirmação tão antiga e tão repetida de que "os pensamentos tomam forma na ação" e que as condições mentais são reproduzidas nas manifestações físicas.

A Filosofia Yogue, em conjunto, tende a produzir, entre os seus estudantes, uma atitude mental de calma, paz, força e uma absoluta falta de temor, o que naturalmente se reflete na sua condição física. Para essas pessoas a calma mental e a ausência de temor lhe vêm como uma seqüência e não têm necessidade de esforço mental algum para produzi-la.

Mas aqueles que ainda não adquiriram esta calma mental, poderão obter uma grande melhora, mantendo presente a atitude mental apropriada, pela repetição de "mantrams" calculados para produzir a imagem mental. Aconselhamos a repetição freqüente das palavras BRILHANTE, ALEGRE E FELIZ, e a freqüente contemplação do significado delas.

Esforçai-vos em manifestar estas palavras em ação física e sereis grandemente beneficiados mental e fisicamente, preparando também a vossa mente para receber elevadas verdades espirituais.

CAPÍTULO XXXII

CONDUZIDOS PELO ESPÍRITO

Ainda que este livro seja destinado a tratar sòmente do cuidado do corpo físico, deixando os ramos mais elevados da Filosofia Yogue para serem tratados noutros escritos, no entanto, o motivo principal dos ensinamentos yogues está tão ligado como os ramos menores do assunto, e são levados em tanta conta pelos yogues, nos atos mais simples de suas vidas, que, em justiça para os ensinamentos, como também para os nossos estudantes, não podemos deixar o assunto, sem dizer pelo menos algumas palavras a respeito deste princípio fundamental.

A Filosofia Yogue, como os nossos estudantes conhecem, sem dúvida, sustenta que o homem está crescendo e progredindo lentamente, das formas e manifestações mais inferiores para as mais elevadas ainda do Espírito. O Espírito está em cada homem; ainda que, com freqüência, tão obscurecido pelas envolturas da sua natureza inferior, que o circundam, que apenas pode ser evidenciado. Também está nas formas inferiores da vida, agindo e procurando sempre formas mais elevadas de expressão. Os invólucros materiais desta vida em evolução — os corpos do mineral, da planta, do animal e do homem — são apenas instrumentos empregados para o melhor desenvolvimento dos princípios elevados. Mas, ainda que o emprego do corpo material seja apenas temporal e nada mais do que uma espécie de vestido cômodo para ser posto, gasto e depois abandonado, sempre há o propósito do Espírito para proporcionar e manter um instrumento tão perfeito quanto seja possível. Ele provê o melhor corpo que pode, e impulsa para a vida reta; porém, se por causas que não mencionamos aqui, é proporcionado à alma um corpo imperfeito, os princípios elevados lutam para adaptar-se e acomodar-se a ele, agindo com ele do melhor modo possível.

Êste instinto de conservação própria — esta incitação que há atrás de toda vida — é uma manifestação do Espírito. Êle age através das formas mais rudimentares da Mente Instintiva, ascendendo muitos estados, até que chega às mais elevadas manifestações do princípio mental. Também se manifesta através do Intelecto, no sentido de fazer que o homem use os seus poderes raciocinadores com o fim de manter a sua vida e a sua saúde física. Mas — ah! — o Intelecto não atende devidamente à sua obra, porque tão depressa como começa a ser consciente de si mesmo, põe-se a imiscuir nos deveres da Mente Instintiva e, dominando o instinto desta, impõe ao corpo tôda classe de maneiras antinaturais de viver, parecendo afastar-se da natureza tanto quanto lhe seja possível. É como uma criança livre da restrição paternal, a qual se afasta tanto quanto pode do exemplo e dos conselhos de seus pais — justamente para demonstrar que é independente. Mas a criança compreende a sua loucura e retorna sôbre os seus passos e o Intelecto fará o mesmo.

O homem está começando a ver, agora, que alguma coisa há dentro de si mesmo que atende às necessidades do corpo e que as conhece muito melhor do que ele mesmo. Porque o homem, com toda a sua inteligência, é incapaz de imitar os atos de Mente Instintiva que age no corpo da planta, do animal e dele mesmo. E aprende a confiar neste princípio mental como um amigo e a deixá-lo cumprir os seus próprios deveres.

Com os atuais modos de vida que o homem, na sua evolução, se viu obrigado a adotar, e dos quais, mais cedo ou mais tarde, voltará aos primeiros princípios, é impossível viver uma vida totalmente natural, e a conseqüência é que a existência física tem que ser mais ou menos anormal.

Mas o instinto natural de adaptação e conservação própria é grande e ele se governa de modo a pôr de lado tudo o que é anormal e faz o seu trabalho muito melhor do que se poderia esperar, em vista do modo absurdo de viver e das práticas e hábitos do homem civilizado.

Não se deve esquecer que, à proporção que o homem se adianta na escala e a Mente Espiritual começa a desenvolver, o homem adquire alguma coisa análoga ao instinto, chamamo-la Intuição — e esta o faz voltar à natureza. Podemos ver a influência deste acordar da consciência, no notável movimento em direção ao modo natural de viver e para a vida simples que tão rapidamente aumentou nos últimos anos.

Estamos começando a rir-nos das formas absurdas, convencionalismos e costumes que têm prosperado em nossa civilização e que, a não ser que nos livremos deles, lançarão por terra essa civilização, com o seu peso crescente.

O homem no qual a Mente Espiritual se está desenvolvendo, sentir-se-á descontente da vida e dos costumes artificiais e terá uma forte inclinação para voltar aos mais simples e mais naturais princípios de vida, pensamento e ação, ficando cada vez mais impaciente sob a restrição de convencionalismos artificiais e laços com que o homem se tem peado a si mesmo, durante séculos. Sentirá o instinto do lar — "depois de longas idades, voltamos para casa". E o Intelecto responderá e, vendo as loucuras que perpetrou, procurará emendar-se e voltar à natureza fazendo melhor a sua própria obra, em virtude de haver deixado a Mente Instintiva fazer a sua sem intromissões alheias.

Toda teoria e prática da Hatha-Yoga é baseada nesta idéia de voltar à natureza — a crença de que a mente Instintiva do homem contém aquilo que o manterá são, sob condições normais. E, de acordo com isso, aqueles que praticam os seus ensinamentos aprendem primeiro a "deixar fazer" e depois, a viver tão próximos às condições naturais, quanto seja possível nesta época de artifício. E este pequeno livro foi dedicado a apontar os modos e métodos da natureza, para que possamos voltar a eles. Não ensinamos uma nova doutrina, mas simplesmente vos chamamos para que viésseis conosco ao antigo e bom caminho, do qual nos havíamos extraviado.

Não nos é oculto o fato de que é muito duro, para o homem do Ocidente, adotar métodos naturais de viver, quando tudo quanto o rodeia o leva a outro caminho, mas cada um pode fazer um pouco, cada dia, por si próprio e pela raça inteira, neste sentido, e é surpreendente como os antigos hábitos artificiais cairão da pessoa -- um por um.

Neste nosso capítulo final, desejamos reafirmar-vos a noção do fato de que uma pessoa pode ser conduzida pelo Espírito, tanto na vida física como na mental. Uma pessoa pode confiar implicitamente no Espírito, em que o guie pelo bom caminho nos assuntos da vida diária, tão bem como nas mais complicadas matérias da vida. Se confiássemos no Espírito, acharíamos que os nossos antigos apetites se afastariam de nós — os nossos gostos anormais desapareceriam — e encontraríamos prazer e felicidade na vida mais simples, o que nos faria parecer como uma coisa distinta do que era.

Não se deveria separar a vida física da crença na condução pelo Espírito, porque o Espírito a tudo compenetra por inteiro e se manifesta no físico (ou antes atrás dele), assim como nos mais elevados estados mentais. Uma pessoa pode comer com o Espírito e beber com ele, tanto como pensar com ele. Eles nos dirá: "isso é espiritual e isto não o é, porque, no sentido mais elevado, tudo é espiritual".

E, finalmente, se uma pessoa deseja fazer de sua vida física tudo quanto pode ser um instrumento tão perfeito quanto seja possível, para a manifestação do Espírito — que viva toda a sua vida nessa fé e confiança na parte espiritual da sua natureza. Que compreenda que o Espírito interno é uma chispa da Chama Divina — uma gota do Oceano do Espírito — um raio do Sol Central. Que compreenda que ele é um ser eterno — sempre crescendo, desenvolvendo e progredindo.

Sempre avançando em direção ao grande fim, cuja natureza exata o homem é incapaz de atingir no seu presente estado, com a sua imperfeita visão mental. O impulso é sempre para cima e para diante. Todos nós somos parte integrante dessa grande Vida que se manifesta em uma infinidade de aspectos e formas.

Todos nós somos parte d'*Ela*. Se pudéssemos obter a mínima idéia do que isto significa, abrir-nos-íamos a tal influxo de vida e vitalidade que os nossos corpos seriam praticamente feitos de novo e manifestá-la-iam perfeitamente. Que cada um de nós forme um ideal de um Corpo Perfeito e procure viver de modo a converter em forma física esse ideal — nós podemos fazê-lo.

Temos procurado mostrar-vos as leis que governam o corpo físico, para que pudésseis amoldar-vos a elas tanto quanto vos seja possível — interpondo-vos o menos que puderdes entre o corpo e o grande influxo de vida e energia, que está ansiosa de fluir por vós.

Voltemos à natureza, queridos estudantes, e deixemos esta grande vida fluir por nós livremente, que tudo será para nosso bem. Não continuemos pretendendo fazer todas as coisas — deixemos que as coisas ajam *por si*. *Elas* somente pedem confiança e não resistência. Concedamos-lha.